老年人个性化需求系列教材

本教材适用于高技能人才培训基地康养高技能人才培养

U0694629

现代养老辅助器具的选择与应用

XIANDAI YANGLAO FUZHU QIJU DE
XUANZE YU YINGYONG

总主编◎田奇恒

主　编◎赵师贤

重庆大学出版社

图书在版编目（CIP）数据

现代养老辅助器具的选择与应用 / 赵师贤主编. --重
庆：重庆大学出版社，2023.10
老年人个性化需求系列教材
ISBN 978-7-5689-4123-5

Ⅰ.①现…　Ⅱ.①赵…　Ⅲ.①老年人—护理—教
材　Ⅳ.①R473

中国国家版本馆CIP数据核字（2023）第150425号

现代养老辅助器具的选择与应用

主编：赵师贤

策划编辑：胡　斌　张羽欣

责任编辑：胡　斌　　版式设计：张羽欣

责任校对：关德强　　责任印刷：张　策

*

重庆大学出版社出版发行

出版人：陈晓阳

社址：重庆市沙坪坝区大学城西路21号

邮编：401331

电话：（023）88617190　88617185（中小学）

传真：（023）88617186　88617166

网址：http://www.cqup.com.cn

邮箱：fxk@cqup.com.cn（营销中心）

全国新华书店经销

重庆愚人科技有限公司印刷

*

开本：787mm×1092mm　1/16　印张：16.75　字数：379千

2023年10月第1版　　2023年10月第1次印刷

ISBN 978-7-5689-4123-5　定价：58.00元

《现代养老辅助器具的选择与应用》编委会

主　编: 赵师贤（重庆城市管理职业学院）

副主编: 雷靳灿（重庆城市管理职业学院）

　　　　黄　晶（重庆城市管理职业学院）

　　　　陶　科（重庆城市管理职业学院）

　　　　孙　科（重庆城市管理职业学院）

参　编: （按姓氏笔画排序）

　　　　侯经洲（重庆城市管理职业学院）

　　　　党　琦（重庆城市管理职业学院）

总 序

我很荣幸为本套"老年人个性化需求系列教材"写序言。这是一套创新性的活页式教材，旨在为老年照护服务提供全方位的指导和支持。本套教材的编写，紧密结合了党的二十大报告和国家"十四五"规划提出的实施积极应对人口老龄化国家战略的要求，充分参考国内外相关资料，密切结合行业特色，力求做到科学、权威、实用。

人口老龄化是当今世界面临的重大挑战之一，也是中国社会发展的重要课题。中国人口老龄化的特点是规模大、程度深、速度快，给经济社会带来了巨大的压力和影响。如何动员全社会力量，实现健康老龄化，事关国家发展全局，也事关亿万百姓福祉。老年照护服务是应对人口老龄化的重要内容，也是保障老年人基本权益和尊严的必要条件。老年照护服务不仅涉及自理、失能、失智等不同类型的老年人，还涉及介助、安宁等不同阶段的照护需求，同时需要有适合的辅助器具和设备。因此，老年照护服务既需要有专业的知识和技能，也需要有规范的标准和流程。

本套教材正是基于这样的背景和需求而编写的，采用活页形式，涵盖自理老年人照护、介助照护、失智老年人照护、失能老年人照护、安宁照护、现代养老辅助器具的选择与应用六大专业模块的关键技能点，针对老年人生命周期进行教学资源开发。每个模块都包含理论知识、操作技能、案例分析、评估测试等内容，既有理论指导，又有实践操作，既有基础知识，又有前沿动态。本套教材不仅提供了最新的知识和技术，还按照国家标准形成了标准化操作流程，有助于促进"岗课赛证"一体化建设。这将有助于提高从业人员的水平和素质，为老年人提供高质量、全面、温馨的照护服务。

我相信本套教材将为您提供有价值的知识,帮助您更好地了解老年照护服务。最后,我要感谢本套教材的编委团队,他们的辛勤工作和专业知识使这套教材变得如此丰富和实用。我也要感谢您选择了本套教材,希望您能从中受益,并为推动我国老年照护服务事业作出贡献。

中国社会福利与养老服务协会副会长

重庆市养老服务协会会长

2023 年 7 月

前　言

　　我国人口老龄化日益严重，越来越多的老年人、功能障碍者需要适配辅助器具。对老年人、功能障碍者而言，每个人的身体状况、功能缺失、潜在能力、生活环境等都存在差异，而每个人对辅助器具的需求也各不相同，选择的辅助器具应既有益于残余功能的利用和改善，又有益于功能的锻炼和恢复。因此，如何选择适合的辅助器具以及如何正确使用辅助器具，是本教材要解决的问题。

　　本教材采用活页形式，根据辅助器具的类别分模块介绍，以技能训练方式对常见现代养老辅助器具进行阐述，以"认识—适配—使用训练—综合实践"为主线进行讲解，内容明晰，逻辑简单，可操作性强。本教材既可作为康复工程技术、康复治疗技术、智慧养老服务与管理、护理等相关专业学生的学习用书，也可作为康养产业从业者的学习、指导、培训用书。

　　本教材由重庆城市管理职业学院、重庆市智慧康复养老工程技术研究中心的赵师贤担任主编，重庆城市管理职业学院、重庆市智慧康复养老工程技术研究中心的雷靳灿、黄晶、陶科、孙科担任副主编，重庆城市管理职业学院、重庆市智慧康复养老工程技术研究中心的党琦、侯经洲担任编委。具体编写分工如下：赵师贤编写了模块 1 和模块 2（共计 6 万字），雷靳灿编写了模块 3 和模块 4 的技能 11—12（共计 6 万字），黄晶编写了模块 4 的技能 13 和模块 5 的技能 14—15（共计 4 万字），陶科编写了模块 5 的技能 16—20（共计 4 万字），孙科编写了模块 6 的技能 21—23（共计 3.5 万字），党琦编写了模块 6 的技能 24—25（共计 3.5 万字），侯经洲编写了模块 7（共计 3 万字）。

本教材在编写过程中还得到了重庆市残疾人综合服务中心代礼军、重庆渝西医院李伟、重庆欧特斯医疗器械有限公司张见的大力支持。

由于康复辅助器具技术发展迅速，许多理念、概念、模式、方法和技术在不断更新，因此本教材未能囊括现代养老辅助器具的所有新技术、新方法，难免存在不足之处，恳请广大读者给予批评、指正。

主编

2023 年 7 月

目录

模块 1：个人移动辅助器具

【模块描述】

由于老年人身体机能下降，下肢的承重能力、步态稳定性等逐渐降低，严重影响老年人的日常生活活动，同时给照护者带来一定困难。个人移动辅助器具可以辅助老年人进行自主移动，提升其生活质量，增强老年人独立生活的信心，同时可以减少老年人摔倒等意外的发生。

本模块主要介绍单臂操作助行器、双臂操作助行器及轮椅。

【学习目标】

掌握

（1）单臂操作助行器的适配和使用方法。

（2）双臂操作助行器的适配和使用方法。

（3）轮椅的适配和使用方法。

熟悉

（1）单臂操作助行器的类型和性能。

（2）双臂操作助行器的类型和性能。

（3）轮椅的类型和性能。

了解

其他类别个人移动辅助器具的类型、性能、适用对象。

技能 1
单臂操作助行器的选择与应用（FJ-1）

【技能目标】

知识目标

（1）掌握单臂操作助行器的适配和使用。

（2）熟悉各种单臂操作助行器的特点。

（3）了解单臂操作助行器的种类和材质。

能力目标

（1）能根据老年人的实际情况选择合适的单臂操作助行器。

（2）能根据老年人的实际情况对单臂操作助行器进行正确的高度调节。

（3）掌握各种单臂操作助行器的使用方法，并对老年人进行指导。

素质目标

（1）通过根据老年人的实际情况进行单臂操作助行器的适配，培养学生分析问题、解决问题的能力。

（2）通过尺寸测量、高度调节等训练，培养学生动手实践的能力。

（3）通过对老年人进行使用方法指导，培养学生尊重老年人、关爱老年人的品质。

【相关知识】

单臂操作助行器可以帮助老年人保持身体的平衡，支撑其身体的重量，增强其下肢的肌力，辅助其进行身体移动。按照结构和功能可将单臂操作助行器分为手杖、前臂杖、腋杖、附带座椅的手杖等。单臂操作助行器具有结构简单、价格适中、使用便捷、互换性强等特点，多采用木材、铝合金、碳纤维等材料制成。

1. 手杖

手杖是单侧手扶持以辅助行走的工具，适用于上肢和肩部肌力正常的偏瘫老年人或单侧下肢瘫痪的老年人。常见的手杖有以下类型，如图 1-1-1 所示。

特点：①单足手杖：适用于握力好、上肢支撑力较强的老年人，不适用于上肢支撑力不足、平衡能力较差的老年人。②三足手杖：支撑力和稳定性好，适用于平衡能力差的老年人，不适用于在室外崎岖路面行走。③四足手杖：支撑力和稳定性好，不适用于在不平路面行走，易造成摇晃不稳的现象。

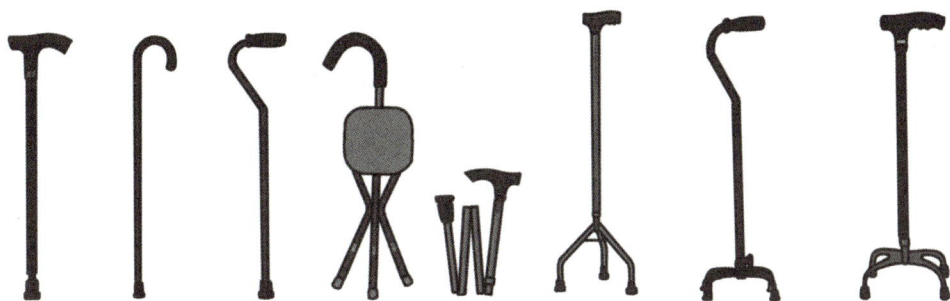

（a）T形把　（b）问号把　（c）鹅颈把　（d）座椅式　（e）三足式　（f）四足鹅颈把　（g）四足T形把

图 1-1-1　手杖

2. 前臂杖

前臂杖，又称"肘杖"，其把手部分和立柱杆的长度可调，夹住前臂的臂套通常为圆弧曲面形式。前臂杖可以单侧使用，也可以双侧使用。前臂杖可以减少下肢40%~50%的负重，为老年人腕部提供较好的稳定性，如图 1-1-2 所示。

特点：使用前臂杖时，手可以自由活动，并完成一些日常生活中的简单动作，例如开门、打手势、抓取一些小件物品等。

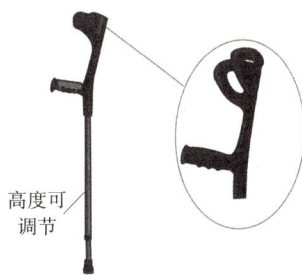

高度可调节

图 1-1-2　前臂杖

3. 腋杖

腋杖是一种常见的助行器，其价格合理，支撑能力较强，能够很好地减轻下肢承重，保持身体平衡，辅助站立和行走。腋杖可以单侧使用，也可以双侧使用，可以减少下肢约80%的承重量。腋杖由腋托、把手、侧弓、调节杆、拐杖头、调节螺丝及螺栓等部分构成，如图 1-1-3 所示。

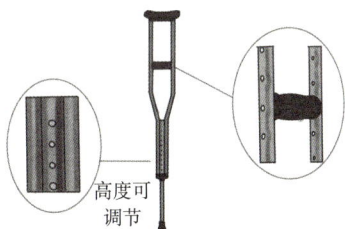

高度可调节

图 1-1-3　腋杖

特点：腋杖具有良好的可靠性和稳定性，适合上下楼梯；但是腋杖结构笨重，外观效果不佳，容易产生腋下压迫感。腋杖适用于任何原因导致的步行不稳定、下肢无力、下肢不能承重或手杖、前臂杖无法满足老年人需求等情况。

【技能导入】

叶奶奶，67 岁，身高 163 cm，体重 62 kg，退休职工。叶奶奶因意外滑倒导致右腿髌骨骨折，在医院接受内固定术治疗后准备出院。医嘱中提到：出院后务必携拐杖辅助行走，并加强患腿功能训练。面对众多的单臂操作助行器,叶奶奶不知道该如何正确选择适合自己的辅助器具。请为叶奶奶适配单臂操作助行器,并教会她使用。

【技能分析】

单臂操作助行器类型、尺寸的合理性决定了老年人在使用过程中的安全性和舒适性,是保障老年人人身安全的关键环节,类型、尺寸不合理会产生严重的不良后果。叶奶奶处在病情恢复阶段,应该根据病情恢复情况、生活环境等选择合适的单臂操作助行器。

正确测量助行器的尺寸,掌握不同类型助行器的使用方法及适用对象。

【技能实施】

一、操作流程

1. 手杖尺寸测量

手杖尺寸的测量方法如表 1-1-1 和图 1-1-4 所示。

表 1-1-1　手杖尺寸的测量方法

步骤	具体做法	完成情况	备注
1	穿平底鞋保持站立位		
2	肘关节弯曲 20°~30°		
3	测量手掌心到第 5 趾骨外侧 15 cm 处的距离		

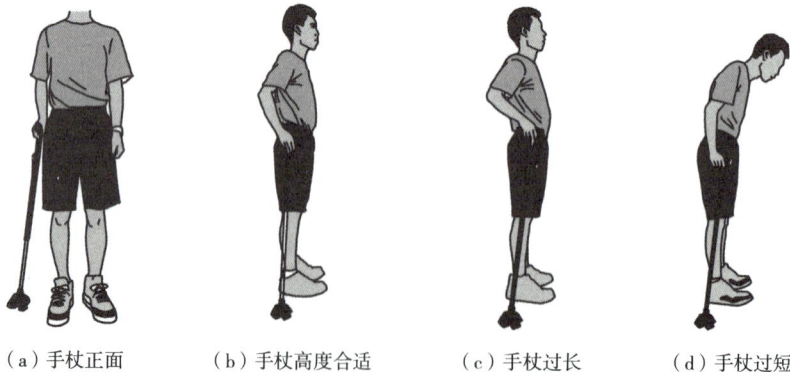

（a）手杖正面　　　（b）手杖高度合适　　　（c）手杖过长　　　（d）手杖过短

注意:手杖过短会使肘关节完全伸直,导致躯干跟着往前弯曲,增加腰部肌肉的负担,造成下楼梯时行动不便。手杖过长会增大肘关节的弯曲角度,增加上臂三角肌的负担,同时也会使手腕往外溜,减少握力,还可能造成肩膀向上抬起,导致脊柱向另一侧侧弯

图 1-1-4　手杖尺寸及使用效果

2. 前臂杖尺寸测量

前臂杖尺寸的测量方法如表 1-1-2 和图 1-1-5 所示。

表 1-1-2　前臂杖尺寸的测量方法

步骤	具体做法	完成情况	备注
1	测量肘关节往下 2.5 cm 处至掌心的距离 A		
2	肘关节弯曲 20°~30°，测量掌心至第 5 脚趾外 15 cm 处的距离 B		

注：（1）如果 A 尺寸不恰当，会导致前臂套过度挤压手臂肌肉，或不能固定手臂；B 尺寸的影响同手杖。

（2）对于 A 尺寸不可调的前臂杖，可调节前臂套开口的松紧以保证穿戴稳固。

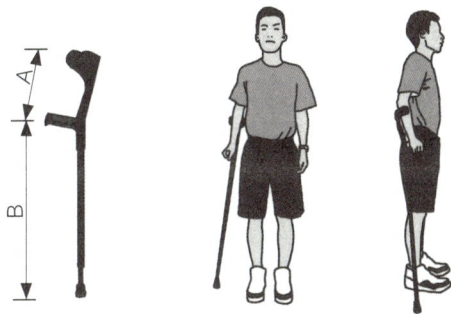

图 1-1-5　前臂杖尺寸

3. 腋杖尺寸测量

腋杖尺寸的测量方法相对较多，可根据老年人的实际情况选择合适的测量方法，如表 1-1-3 和图 1-1-6 所示。

表 1-1-3　腋杖尺寸的测量方法

步骤	具体做法		完成情况	备注
1	测量 A	测量穿鞋站立位身高，再减去 41 cm		
2		测量穿鞋站立位身高，再乘以 0.77		
3		穿鞋站立位，测量腋下 5 cm 处至第 5 脚趾 15 cm 处的距离		
4		测量仰卧位腋下至脚跟的长度，再加 5 cm		
5	测量 B	肘关节屈曲 30°，测量腋下至手心（握住把手）的距离		
6		把手手柄的高度与股骨大转子持平		

注：（1）如果老年人上肢或下肢有短缩畸形，让老年人穿上鞋仰卧，将腋杖轻轻贴近腋窝，测量到第 5 脚趾外 15 cm 处的距离。

（2）老年人应穿日常鞋子站立，腋托顶部与腋窝之间应保持 5 cm 距离。腋托过高会压迫臂丛血管和神经，过低则不能抵住侧胸壁，失去稳定肩部的作用。

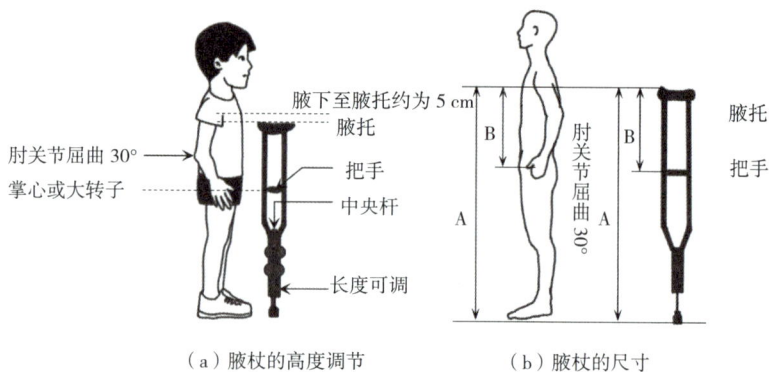

（a）腋杖的高度调节　　　　（b）腋杖的尺寸

图 1-1-6　腋杖尺寸

4. 手杖、前臂杖行走训练

手杖与前臂杖的使用方法基本相同。下面以持手杖行走为例进行训练，如表 1-1-4 所示。

表 1-1-4　手杖、前臂杖行走训练

类型		具体做法	完成情况	备注
三点步	1	出手杖		
	2	迈患侧腿		
	3	迈健侧腿		
两点步	1	同时伸出手杖和患侧腿		
	2	迈健侧腿		
上楼梯	1	健侧手握扶手（有扶手时）		
	2	健侧腿上楼梯		
	3	手杖上移		
	4	迈患侧腿		
下楼梯	1	健侧手握扶手（有扶手时）		
	2	手杖下移		
	3	患侧腿下移		
	4	迈健侧腿		
坐下	1	移动身体，使小腿后方靠近椅子边缘		
	2	将手杖放置一旁		
	3	身体靠在椅子边上，然后双手向后抓握椅子扶手或者椅子座位		
	4	缓慢坐下，将身体重量尽量分担到健侧腿上，双手支撑调整坐立位置		
站起	1	将手杖移动到椅子扶手上，或者直接握在健侧手中		
	2	移动身体，靠近椅子边缘		
	3	手抓握扶手或椅子表面，然后身体轻微向前倾		
	4	患侧腿稍微向前，然后用健侧腿支撑站起		
	5	站立后保持身体稳定，移动手杖至健侧腿外约 15 cm，准备行走		

注：（1）两肩保持水平，肘关节弯曲 20°~30°。

（2）健侧手握手杖，行走顺序为：杖→患侧腿→健侧腿，或手杖与患侧腿同时迈进→健侧腿。

（3）上下楼梯时应遵守"健侧先上、患侧先下"的原则。

5. 腋杖行走训练

握力、前臂力较弱时，可以使用腋杖或前臂杖。单用时，腋杖或前臂杖的使用方法与手杖基本相同。双用时，腋杖的使用方法有摆至步、摆过步、三点步、四点步等。下面以持双腋杖行走为例进行训练，如表1-1-5所示。

表1-1-5 腋杖行走训练

类型		具体做法	完成情况	备注
蹭步	1	伸出左腋杖		
	2	伸出右腋杖		
	3	两足同时拖地向前		
摆至步	1	同时伸出两侧腋杖		
	2	支撑把手并向前摆动身体，使双足同时拖地向前		
摆过步	1	同时伸出两侧腋杖		
	2	双足在腋杖着地点的前方位置着地		
三点步	1	伸出患侧腿和两侧腋杖		
	2	伸出健侧腿		
四点步	1	伸出左腋杖		
	2	伸出右腿		
	3	伸出右腋杖		
	4	伸出左腿		
起身站立	1	确定椅子稳固		
	2	身体前移，用健侧腿支撑		
	3	两侧腋杖并拢，患侧手握把手，健侧手扶椅子扶手或床沿		
	4	双手支撑，健肢发力，缓慢起身		
坐下	1	身体向后缓慢退步，直至健侧腿碰到椅子或床沿		
	2	重心落在健侧腿上，两侧腋杖并拢合在一起，或将健侧腋杖先放至椅子旁		
	3	患侧手握住腋杖手柄，健侧手放在椅子或床沿，缓慢弯曲健侧膝盖，直至坐下		
上楼梯（有扶手）	1	缓慢移动身体，使身体靠近第一级楼梯		
	2	两侧腋杖并拢，一手持握腋杖，另一手扶住楼梯扶手，身体靠近扶手一侧		
	3	两手同时支撑用力，健侧腿向上跨一级楼梯		
	4	重心保持在健侧腿上，移动腋杖和患腿向上跨一级楼梯		
上楼梯（无扶手）	1	缓慢移动身体，使身体靠近第一级楼梯		
	2	两手同时持腋杖支撑，健侧腿向上跨一级楼梯		
	3	重心保持在健侧腿上，移动两侧腋杖和患腿上至同一级楼梯		

续表

类型		具体做法	完成情况	备注
下楼梯 （有扶手）	1	缓慢移动身体，使身体靠近楼梯台阶		
	2	两侧腋杖并拢，一手持握腋杖，另一手扶楼梯扶手，身体靠近扶手一侧		
	3	一手扶住扶手向下移动，另一手握住腋杖移至下一级楼梯，同时移动患腿向下		
	4	两手同时支撑用力，健侧腿向下跨一级楼梯		
下楼梯 （无扶手）	1	缓慢移动身体，使身体靠近楼梯台阶		
	2	两手同时持腋杖支撑，将两侧腋杖移至下一级楼梯，将患腿移至下一级楼梯		
	3	两手同时支撑用力，健侧腿向下跨一级楼梯		
通过门口	1	预估大门有足够的空间允许双足和两侧腋杖通过		
	2	将靠近门一侧的腋杖脚顶住大门		
	3	安全通过门口		

注：（1）摆过步对老年人躯干和上肢的控制力要求较高，一般用于老年人恢复后期的步态训练。

（2）三点步方法步行速度快、稳定性良好，适用于单侧下肢运动功能障碍的老年人。

（3）四点步方法练习难度小、稳定性好，但步行速度较慢，适用于双下肢运动功能障碍的老年人。

二、操作注意事项

（1）操作前应充分了解老年人的基本情况。

（2）单臂操作助行器使用初期应有人协助，并提前示范。

（3）尺寸测量可能存在误差，可根据老年人的实际使用情况进行微调。

（4）注意与老年人的沟通交流方式。

（5）单臂操作助行器使用过程中应遵循"健腿先上、患腿先下"的原则。

（6）辅助器具的简单改进、创新等应遵循老年人的实际情况。

【实践思考】

（1）面对部分不按照规范使用助行器的老年人，你应当如何处理？

（2）对于下肢本来有残疾的老年人，如何进行单臂操作助行器的适配？

【技能工单】

技能名称	单臂操作助行器的选择与应用	学时		培训对象	
学生姓名		联系电话		操作成绩	
操作设备		操作时间		操作地点	

技能目的	1. 掌握单臂操作助行器的种类和特点。 2. 学会人体尺寸的测量及单臂操作助行器的高度调节。 3. 能正确使用单臂操作助行器。 4. 能正确指导他人学习和使用单臂操作助行器。 5. 具备与老年人的沟通交流能力。	
技能实施	病情分析	
	单臂操作助行器的选择	
	身体参数测量	
	单臂操作助行器的高度调节	
	单臂操作助行器的使用方法	
	示范实践	
	学习体会	
教师评价		

【活页笔记】

技能名称	单臂操作助行器的选择与应用	姓名		学号	
实践要求	结合技能实施流程，开展实践练习。3人进行单臂操作助行器适配的模拟操作，1人扮演老年人，1人扮演老年人家属，1人进行模拟操作。完成后再交换角色实践练习。				
实践心得体会					
反思与改进					
教师评价					

技能 2
双臂操作助行器的选择与应用（FJ-2）

【技能目标】

知识目标

（1）掌握双臂操作助行器的适配和使用。

（2）熟悉各种双臂操作助行器的特点。

（3）了解双臂操作助行器的种类和材质。

能力目标

（1）能根据老年人的实际情况选择合适的双臂操作助行器。

（2）能根据老年人的实际情况对双臂操作助行器进行正确的高度调节。

（3）掌握各种双臂操作助行器的使用方法，并对老年人进行指导。

素质目标

（1）通过根据老年人的实际情况进行双臂操作助行器的适配，培养学生分析问题、解决问题的能力。

（2）通过尺寸测量、高度调节等训练，培养学生动手实践的能力。

（3）通过对老年人进行使用方法指导，培养学生友善、耐心、细心的品质。

【相关知识】

双臂操作助行器，又称"步行架"或"助行架"，是应用较为广泛的一种辅助行走工具，可以运用上肢力量将部分体重转移到双臂操作助行器上，从而减轻双腿的负担，主要适用于平衡能力差、使用拐杖不稳定的老年人。双臂操作助行器按结构形式可分为框架式、轮式和平台式等，通常采用钢材或铝合金等材料制成。

1. 框架式

框架式助行器采用方框造型，通常设计为四脚支架结构，高度可调节。框架式助行器通常具备折叠、交互、座椅等功能，如图 1-2-1 所示。

特点：①框架式结构具有较高的稳定性，但使用者需要提起双臂操作助行器才能前行。②交互功能即交替移动两侧前行，可使老年人有更好的步态。

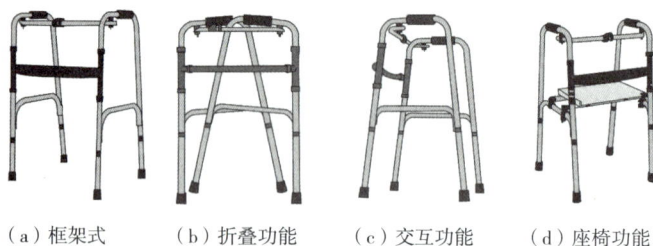

（a）框架式　　（b）折叠功能　　（c）交互功能　　（d）座椅功能

图 1-2-1　框架式结构

2. 轮式

轮式助行器一般安装有两个、三个或四个轮子，轮式助行器摩擦力较小，适用于身体平衡功能较好的老年人，如图 1-2-2 所示。

特点：①两轮式转弯不够方便，使用者需要靠推动双臂操作助行器前移。②三轮式适用于下肢力弱、平衡功能差且行走在不平坦道路的老年人。③四轮式转弯半径小，移动灵活，配备手刹制动，适宜出行使用。

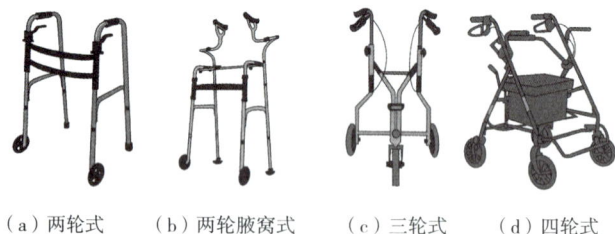

（a）两轮式　　（b）两轮腋窝式　　（c）三轮式　　（d）四轮式

图 1-2-2　轮式结构

3. 平台式

平台式助行器带有手臂支撑平台、两个活动脚轮和两个固定（支撑点）脚轮，其特点是支撑面积大、稳定性好，如图 1-2-3 所示。

特点：①使用者可保持站立位向前行走。②平台式助行器适用于全身肌力低下、脑血管疾病引起的步行障碍者、慢性关节炎老年人、长期卧床老年人等。③平台式助行器可增加座椅板、储物筐等。

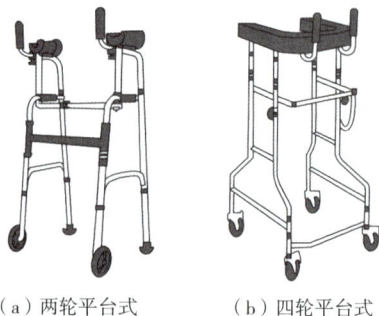

（a）两轮平台式　　　　　（b）四轮平台式

图 1-2-3　平台式结构

【技能导入】

　　王奶奶，71岁，身高163 cm，体重47 kg，处于右腿骨折康复后期，其余身体功能正常。王奶奶为独居老年人，电梯公寓面积36 m²，平时有出门买菜购物等需求，家里已购置腋杖。面对众多的双臂操作助行器，王奶奶不知道该如何正确选择适合自己的辅助器具。请为王奶奶适配双臂操作助行器，并教会她使用。

【技能分析】

　　双臂操作助行器类型、尺寸的合理性决定了老年人在使用过程中的安全性和舒适性，是保障老年人人身安全的关键环节，类型、尺寸不合理会产生严重的不良后果。王奶奶处在病情恢复阶段，应该根据病情恢复情况、生活环境等选择合适的双臂操作助行器。

　　正确测量助行器的尺寸，掌握不同类型助行器的使用方法及适用对象。

【技能实施】

一、操作流程

1. 适配原则

　　常见双臂操作助行器的适配主要考虑使用地点（室内、室外）、材质重量、是否带轮、老年人上下肢肌力、老年人平衡稳定性等因素，如表1-2-1所示。

表1-2-1　双臂操作助行器的适配原则

序号	老年人情况		适配类型	特点
1	下肢因素	腿部无法负重	框架式	支撑牢固，不易滑动，但行走速度相对较慢，适用于术后早期训练
		腿部部分负重	两轮式	轮子方便推行，无轮支撑点可防止助行器滚动滑走
		腿部可以负重	三轮式、四轮式	适合老年人步行外出，效率高，速度快，可稍微维持平衡，适当借力保护，但不适用于术后早期训练
2	上肢因素	双上肢肌力差，不能充分支撑	两轮腋窝式	腋窝支撑
		上肢肌力差，提起困难	两轮式	轮子方便推行，无轮支撑点可防止助行器滚动滑走
		上肢肌力正常，平衡能力差	交互式	左右交替前行

续表

序号	老年人情况		适配类型	特点
3	综合因素	全身肌力低下，长期卧床，身体平衡性差	两轮平台式	需要部分抬起助行器
		全身肌力低下，长期卧床，身体平衡性稍好	四轮平台式	不需要抬起助行器，但老年人需要有一定的平衡控制能力

2. 双臂操作助行器高度调节

根据老年人身高和身体条件进行双臂操作助行器的高度调节。手持双臂操作助行器，保持身体直立、肘关节屈曲 20°~30°，使双臂操作助行器的高度与身体大转子高度一致，如图 1-2-4 所示。

注意：①双臂操作助行器的扶手和脚垫应防滑。②双臂操作助行器上可增加挂袋、篮子、座椅等，但要避免过重影响双臂操作助行器的平衡。

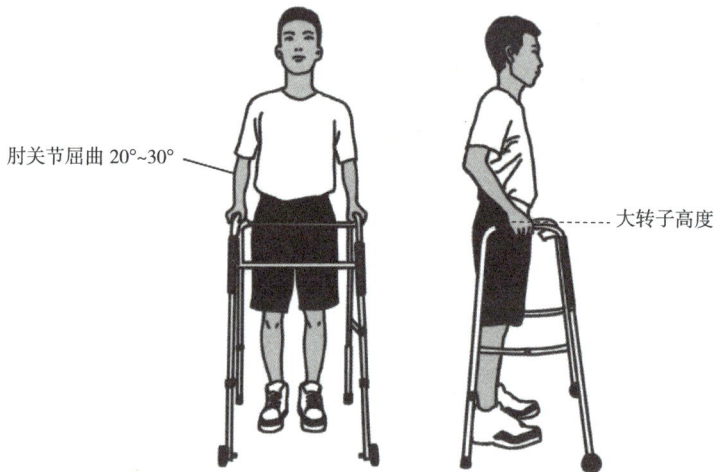

肘关节屈曲 20°~30°

大转子高度

图 1-2-4　双臂操作助行器的高度调节

3. 双臂操作助行器行走训练

下面进行双臂操作助行器行走训练，如表 1-2-2 所示。

表 1-2-2　双臂操作助行器行走训练

类型		具体做法	完成情况	备注
固定式	1	双手紧握双臂操作助行器，站稳		
	2	提起双臂操作助行器		
	3	前移双臂操作助行器		
	4	伸出患侧腿		
	5	伸出健侧腿		

类型		具体做法	完成情况	备注
交互式	1	双手紧握双臂操作助行器,站稳		
	2	推动一侧双臂操作助行器前移		
	3	伸出对侧腿		
	4	推动另一侧双臂操作助行器前移		
	5	伸出另一侧腿		
两轮式	1	双手紧握双臂操作助行器,站稳		
	2	推动双臂操作助行器前移		
	3	双臂稳定支撑,伸出一侧腿(重心前移)		
	4	伸出另一侧腿		
三轮式、四轮式	1	双手紧握双臂操作助行器扶手(带有手刹),控制方向,站稳		
	2	伸出一侧腿		
	3	伸出另一侧腿		
平台式	1	双手紧握双臂操作助行器扶手,站稳,重心适当放在双臂操作助行器上		
	2	伸出一侧腿(身体带动双臂操作助行器前移)		
	3	伸出另一侧腿		
三点步	1	前移双臂操作助行器		
	2	伸出患侧腿		
	3	伸出健侧腿		
上下台阶	1	靠近台阶		
	2	移动双臂操作助行器上一级台阶(或下一级台阶)		
	3	伸出患侧腿(不负重)		
	4	伸出健侧腿		
坐下、起身	1	靠近椅子,站稳		
	2	健侧腿后移挨着椅子		
	3	患侧腿稍微向前伸		
	4	双手紧握椅子两侧扶手		
	5	缓慢弯曲健侧腿(站立则步骤相反)		

注:(1)使用双臂操作助行器前,检查双臂操作助行器有无损坏,折叠构件、调节钮、脚垫、脚轮是否可靠,四个脚高度是否一致。

(2)穿平底适宜行走的鞋子。

(3)身体重心靠近双臂操作助行器,否则容易摔倒。

(4)坐下和起身时不要倚靠双臂操作助行器。

(5)避免在湿滑路面、地毯上行走。

二、操作注意事项

（1）操作前应充分了解老年人的基本情况。

（2）双臂操作助行器使用初期应有人协助，并提前示范。

（3）尺寸测量可能存在误差，可根据老年人的实际使用情况进行微调。

（4）注意与老年人的沟通交流方式。

（5）辅助器具的简单改进、创新等应遵循老年人的实际情况。

【实践思考】

（1）面对部分觉得没必要而不愿意使用双臂操作助行器的老年人，你应当如何处理？

（2）居家环境对双臂操作助行器的适配存在什么样的影响？

【技能工单】

技能名称	双臂操作助行器的选择与应用	学时		培训对象	
学生姓名		联系电话		操作成绩	
操作设备		操作时间		操作地点	
技能目的	1. 掌握双臂操作助行器的种类及特点。 2. 学会人体尺寸的测量及双臂操作助行器的高度调节。 3. 能正确使用双臂操作助行器。 4. 能正确指导他人学习和使用双臂操作助行器。 5. 具备分析问题、解决问题的能力。				
技能实施	病情分析				
	双臂操作助行器的选择				
	身体参数测量				
	双臂操作助行器的高度调节				
	双臂操作助行器的使用方法				
	示范实践				
	学习体会				
教师评价					

【活页笔记】

技能名称	双臂操作助行器的选择与应用	姓名		学号	
实践要求	结合技能实施流程，开展实践练习。3人进行双臂操作助行器适配的模拟操作，1人扮演老年人，1人扮演老年人家属，1人进行模拟操作。完成后再交换角色实践练习。				
实践心得体会					
反思与改进					
教师评价					

技能 3
轮椅的选择与应用（FJ-3）

【技能目标】

知识目标

（1）掌握轮椅的适配和使用。

（2）熟悉各种轮椅的特点。

（3）了解轮椅的种类和材质。

能力目标

（1）能根据老年人的实际情况选择合适的轮椅。

（2）能根据老年人的实际情况对轮椅进行正确的尺寸调节。

（3）掌握各种轮椅的使用方法，并对老年人进行指导。

素质目标

（1）通过根据老年人的实际情况进行轮椅的适配，培养学生分析问题、解决问题的能力。

（2）通过尺寸测量、高度调节等训练，培养学生动手实践的能力。

（3）通过对老年人进行使用方法指导，培养学生尊重残疾人、热情友善的品质。

【相关知识】

轮椅主要采用合金钢、铝合金、钛合金、碳纤维等材料制成。普通手动轮椅主要由轮椅架、车轮、驱动装置、制动装置、座椅和靠背等结构组成，电动轮椅增加了电力驱动、变速、电力制动等装置，如图 1-3-1 和图 1-3-2 所示。

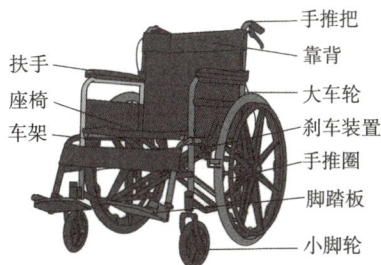

图 1-3-1　手动轮椅

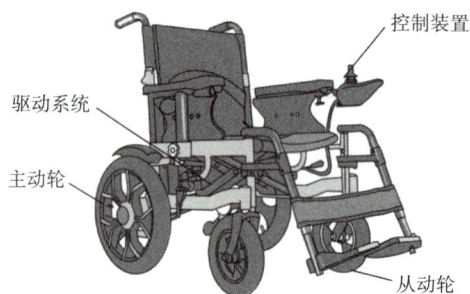

图 1-3-2　电动轮椅

1. 车架

车架分为固定式和折叠式。固定式结构简单，但占用空间大。折叠式便于携带、存放，扶手脚踏板亦可设计为折叠式，如图 1-3-3 所示。

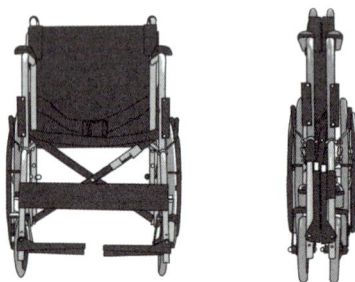

图 1-3-3　折叠式

2. 车轮

普通手动轮椅装有一对大车轮和一对小脚轮，大车轮都装有驱动轮圈（手推圈），使用者双手驱动手推圈使轮椅前进、后退或转向，小脚轮可自由转动。大车轮主要有51 cm、56 cm、61 cm、66 cm 几种规格，小车轮主要有 12 cm、15 cm、18 cm、20 cm 几种规格。轮椅车轮的类型及特点如表 1-3-1 所示。

表 1-3-1　轮胎类型及特点

序号	轮胎类型	特点
1	实心轮胎	易推动，震动大
2	充气内胎型	较难推动，易刺破，震动较小
3	充气无内胎型	较难推动，减震效果好

3. 驱动装置

自推式轮椅需加装手推圈，直径一般比大车轮小 5 cm。偏瘫老年人用单手驱动时，可再加一个直径更小的手推圈以供使用。为了便于驱动，可在手推圈表面加橡皮或沿手推圈四周增加推动把手。

4.制动装置

制动装置是使大车轮能完全停止运动的装置，一般在手推把处设置有手刹，在大车轮外圈处也设置有手刹。大车轮两侧外圈刹车分为凹口式和肘节式，凹口式刹车安全可靠，但较费力；肘节式刹车利用杠杆原理，力学性能好，但磨损较快。此外，可在刹车上增加延长杆以增强刹车效果。

5.其他结构

除上述结构外，轮椅还包括座椅、靠背、坐垫、前臂手托、头颈托、固定带、足护带、脚踏板、腿托架、轮椅桌、轮椅电脑架等结构，可根据使用者的实际情况进行选择。

除普通手动轮椅和电动轮椅外，还有具备特定功能的特殊轮椅，如躺式靠背轮椅、洗浴与坐便轮椅、单侧驱动轮椅、运送轮椅、运动轮椅、手摇轮椅、站立轮椅、攀爬轮椅等，如表 1-3-2 所示。

表 1-3-2　特殊轮椅

序号	类型	特点	适用人群
1	躺式靠背轮椅	靠背向后倾斜30°~90°，总长度较长	适用于高位截瘫者及年老体弱多病者
2	洗浴与坐便轮椅	折叠式、防水设计，椅背、靠背、扶手、脚踏、便盆等结构均可拆卸	适用于老弱病残者洗浴、坐便时使用
3	单侧驱动轮椅	上肢健侧的大车轮有两个驱动手圈	适用于偏瘫及单侧上肢功能障碍者
4	运送轮椅	可折叠，结构简单	适用于手部功能不全、重度瘫痪及年老体弱者
5	运动轮椅	质量轻，简洁美观，靠背低，无扶手，一般不能折叠	适用于体育运动，有舞蹈轮椅、竞速轮椅、网球轮椅、篮球轮椅、乒乓球轮椅、休闲运动轮椅等
6	手摇轮椅	轮径较大，速度较快，省力，操作稳定性差	适用于下肢截肢、偏瘫及年老体弱者
7	站立轮椅	膝部有支撑，可坐立位和站立位转换，可站立位前行	适用于截瘫、卒中及脑瘫者
8	攀爬轮椅	可以爬楼梯，能自动保持平衡	适用于身体有一定平衡能力的老年人

【技能导入】

马爷爷，66岁，身高170 cm，体重60 kg，无退休金，右侧下肢偏瘫，其余身体功能正常。马爷爷平时喜欢独自到家附近的公园游玩。从家到公园会途经两处有一级台阶的地方，其余路面平坦。面对众多种类的轮椅，马爷爷不知道该如何正确选择适合自己的辅助器具。请为马爷爷适配轮椅，并教会他及其家属使用。

【技能分析】

轮椅是用于提高个人移动能力的常用辅助器具之一，不仅是肢体伤残者的代步工具，也是其进行身体锻炼、日常社交等活动的辅助工具。目前轮椅主要采用合金钢、铝合金、钛合金、碳纤维等材料制成，功能结构多样化，主要由轮椅架、车轮、驱动装置、制动装置、座椅和靠背等组成。

根据老年人的身体情况、居家环境、经济状况等因素，为其选择适合的轮椅。正确测量轮椅的尺寸，掌握不同类型轮椅的使用方法及适用对象。

【技能实施】

一、操作流程

适配轮椅前应了解使用者及护理人员的需求，如尺寸大小、座位宽窄、座位深浅、靠背高度、所需的特定功能等，还要考虑轮椅的性能、重量、外观、经济性、使用环境等。

1. 适配原则

轮椅的适配原则如表 1-3-3 所示。

表 1-3-3　轮椅的适配原则

序号	老年人类型	轮椅适配要求
1	四肢瘫痪者	(1) 对于上肢功能障碍、活动度受限的老年人，手推圈应具有较大的摩擦力； (2) 对于下肢完全瘫痪、丧失支撑力的老年人，脚踏板应能够外旋，扶手可拆卸； (3) 配备减压坐垫
2	下肢截瘫者	适配质量轻、便于驱动、活动性好的轮椅
3	脑瘫者	(1) 适配座椅和靠背可倾躺的轮椅； (2) 加装头枕、外展挡板、分腿板、安全带等
4	偏瘫者	(1) 适配单侧驱动轮椅或座椅较低的轮椅； (2) 扶手、脚踏板应能够旋转； (3) 配备带坐垫的硬座

2. 轮椅尺寸测量

轮椅尺寸的测量方法如表 1-3-4 所示。

表 1-3-4　轮椅尺寸的测量方法

序号	测量部位	尺寸确定原则	以自身为参照进行测量
1	座位宽度	测量坐立位两臀之间的距离，再加 10 cm	
2	座位长度	坐立位，腘窝与座椅外端相距 5 cm 为宜	
3	座位高度	坐立位，踏板离地应大于 5 cm，测量足跟距腘窝的距离，再加 4 cm	
4	靠背高度	低靠背，测量椅面距腋窝的距离，再减 10 cm； 高靠背，测量椅面距肩部的距离	
5	扶手高度	椅面距平放的前臂下缘的距离，再加 2~3 cm	

3. 轮椅处方

轮椅处方如表 1-3-5 所示。

表 1-3-5　轮椅处方

---

1. 基本情况

姓名：＿＿＿ 性别：＿＿＿ 年龄：＿＿＿ 身高：＿＿＿ 体重：＿＿＿

诊断：＿＿＿＿＿＿＿＿＿＿＿＿＿＿＿＿

个人特殊需求：＿＿＿＿＿＿＿＿＿＿＿＿＿

2. 测量尺寸

座位宽度：＿＿＿ 座位长度：＿＿＿ 座位高度：＿＿＿

靠背高度：＿＿＿ 扶手高度：＿＿＿

3. 轮椅适配

车型：□固定式 □可折叠式

驱动方式：□手动(□双轮，□单轮：□左、□右)

　　　　　□电动(□手控、□下颌控、□气控)

　　　　　□其他(□自动、□他动)：

大车轮尺寸：□51 cm □56 cm □61 cm □66 cm

　　　　　　□无手推圈 □有手推圈

小车轮(方向轮)尺寸：□12 cm □15 cm □18 cm □20 cm

　　　　　　　　　　□带锁 □不带锁

轮胎：□实心 □一般充气 □低压充气

座位：□硬座 □软座 □其他：

坐垫：□海绵坐垫 □真空棉坐垫 □充气坐垫 □充水坐垫 □凝胶坐垫 □复合型坐垫

　　　□硅胶坐垫 □其他：

靠背：□普通 □有靠头枕 □靠背可倾 □拉链式

扶手：□普通固定 □阶梯式 □一般可掀式 □可移动 □可装轮椅桌

制动刹车：□凹口式 □肘节式 □延长杆式

脚踏板：□普通固定 □可拆卸 □可翻转移动 □其他：

腿托：□固定式 □可旋开式 □可掀卸式 □腿托护板 □腿前挡

其他附件：□前臂手托或支撑架 □固定带 □多用托盘 □拐杖存放器 □便桶 □其他：

特殊说明事项：

　　　　　　　　　　　　　　　　　　　　　　学生：

　　　　　　　　　　　　　　　　　　　　　　　　年　月　日

---

4. 坐姿训练

下面进行轮椅坐姿训练，如表 1-3-6 所示。

表 1-3-6　轮椅坐姿训练

序号	具体做法	完成情况	备注
1	坐姿端正，双眼平视，两肩放松，双手握扶手，身体上部稍向前倾		
2	臀部紧贴靠背，驱车运动时臀部与腹肌收缩，减少臀部的异常活动		
3	大小腿之间的角度在 110°~ 130°，髋部与膝部处于同一高度，内收肌痉挛者在两膝间放置坐垫以防压疮		

续表

序号	具体做法	完成情况	备注
4	两足平行，双足间距与骨盆同宽		
5	驱车时肘关节保持120°		
6	坐不稳或下斜坡时可佩戴束腰带		

5. 护理人员训练

下面进行护理人员训练，辅助老年人使用轮椅的方法如表1-3-7所示。

表1-3-7　护理人员训练

序号		具体做法	完成情况	备注
1	打开轮椅	轮椅向外稍微打开，手掌向下，双手平放座位两侧，上半身轻微用力向下压		
2	折合轮椅	收起脚踏板，站到轮椅一侧，双手将坐垫前后两侧中间向上拉		
3	前进、后退	四轮着地法：水平推拉； 两轮着地法：轮椅向后仰30°推拉		
4	上台阶	正面靠近台阶，用力将轮椅向下压，使前轮离地，前进，使小轮上到台阶上，再前进（遇阻力时，可适当用力提起轮椅）		
5	下台阶	背面靠近台阶，稍微提起轮椅后轮并向后拉，使后轮缓慢着地，缓慢向后拉		
6	过小坑	正面靠近小坑，用力将轮椅向下压，使前轮离地，前进，使小轮越过小坑，再前进，可适当用力提起轮椅		
7	上下楼梯	一人式：二轮着地法向后拖，逐级而上（下）， 二人式：同一人式，另一人在轮椅前方协助， 四人式：同一人式，轮椅前后各两人，协调一致		

6. 使用者训练

下面进行使用者训练，使用轮椅的方法如表1-3-8所示。

表1-3-8　使用者训练

序号		具体做法	完成情况	备注
1	前进	坐立位，平视前方，双手向后伸，抓握手推圈后半部分，推动手推圈（身体前倾），双上肢肘关节伸直时，放开手推圈，重复进行（一侧肢体功能障碍者，收起脚踏板后可利用健侧上下肢同时操纵轮椅）		
2	后退	坐立位，观察后方，双手向两侧伸，抓握手推圈前半部分，推动手推圈（身体后倾），双上肢肘关节伸直时，放开手推圈，重复进行		
3	转向	左转时，向前推动右边的手推圈，向后推动左边的手推圈，右转反之		
4	后轮平衡	在大轮约10点钟方向握住驱动手轮，向后转动后轮，惯性会使前轮离地翘起，注意保持轮椅后轮的平衡，后轮平衡时行进、转弯		

序号		具体做法	完成情况	备注
5	上下台阶	上台阶（路沿）：面对台阶，控制轮椅使前轮离台阶数厘米，转动轮椅使前轮抬起并置于台阶上，使前轮退到台阶边缘，双手置于驱动手轮恰当位置，用力驱动轮椅完成上台阶； 下台阶（路沿）：使轮椅后退到台阶边缘，双手控制轮椅下降，转动轮椅使前轮从台阶上放下		
6	上下斜坡	上斜坡：身体前倾，双手分别置于手推圈顶部之后，腕关节背屈，肩关节屈曲并内收，向前推动车轮		
7	上下楼梯	对使用者要求较高，需要多加练习再实践		

7. 床与轮椅之间的转移

床与轮椅之间的转移方法如表 1-3-9 所示。

表 1-3-9　床与轮椅之间的转移

老年人类型		具体做法	完成情况	备注
偏瘫者	1	老年人坐在床旁，锁定刹车		
	2	躯干向前倾斜，同时用健侧上下肢支撑，移向床边		
	3	健侧屈膝至 90° 以上，并把健侧脚移到患侧脚的稍后方		
	4	抓住床扶手，躯干向前移动，用健侧臂支撑，将身体重心转移到健侧腿上		
	5	手移到轮椅远侧扶手的中部，移动两足，呈准备坐下的姿势		
	6	坐上轮椅，调整位置，松开刹车，后退轮椅		
	7	健侧手将患侧腿提起，放下脚踏板，双脚放好		
截肢者	1	患侧至床的转移：将轮椅与床的角度调整成约 45°，在患侧的轮椅扶手和床之间放置一个滑板，将滑板插入患侧臀下，双手扶住轮椅扶手，撑起身体坐在滑板上，移动身体至床上		
	2	健侧至床的转移：将轮椅与床的角度调整成约 45°，患侧手扶住靠床一侧的轮椅扶手，健侧手扶住床，转动身体至床上		
截瘫者	1	侧坐于滑板的轮椅侧，扭转臀部并扭离轮椅坐垫		
	2	向床方向转移		
	3	将身体重量压在双上肢上，完成转移		

注：（1）上下轮椅前一定要刹车。

　　（2）切勿站在脚踏板上。

　　（3）倒着下坡。

　　（4）台阶处避免过度冲撞或过度后倾。

　　（5）系好安全带。

　　（6）预防压疮。

　　（7）防止夹伤。

二、操作注意事项

（1）操作前应充分了解老年人的基本情况。

（2）轮椅使用初期应有人协助，并提前示范，上下台阶、楼梯时务必注意安全。

（3）根据老年人的实际情况，合理增减轮椅配件。

（4）注意与老年人的沟通交流方式。

（5）辅助器具的简单改进、创新等应遵循老年人的实际情况。

【实践思考】

（1）面对部分觉得不好意思、不愿意使用轮椅出门的老年人，你应当如何处理？

（2）面对不正确使用轮椅的老年人，如何进行沟通？

【技能工单】

技能名称	轮椅的选择与应用	学时		培训对象	
学生姓名		联系电话		操作成绩	
操作设备		操作时间		操作地点	

技能目的	1. 掌握轮椅的种类和特点。 2. 学会轮椅尺寸的测量及轮椅组件的增减。 3. 能正确使用轮椅。 4. 能正确指导他人学习和使用轮椅。 5. 具备尊重残疾人、关爱残疾人的品质,以及精益求精的工匠精神。	

技能实施	轮椅处方	1. 基本情况
		姓名:_____ 性别:_____ 年龄:_____
		身高:_____ 体重:_____
		诊断:_____
		个人特殊需求:_____
		2. 测量尺寸
		座位宽度:_____ 座位长度:_____
		座位高度:_____ 靠背高度:_____
		扶手高度:_____
		3. 轮椅适配
		车型:□固定式 □可折叠式
		驱动方式:□手动(□双轮,□单轮:□左、□右)
		           □电动(□手控、□下颌控、□气控)
		           □其他(□自动、□他动):
		大车轮尺寸:□51 cm □56 cm □61 cm □66 cm
		             □无手推圈 □有手推圈
		小车轮(方向轮)尺寸:□12 cm □15 cm □18 cm □20 cm
		                 □带锁 □不带锁
		轮胎:□实心 □一般充气 □低压充气
		座位:□硬座 □软座 □其他:
		坐垫:□海绵坐垫 □真空棉坐垫 □充气坐垫 □充水坐垫
		      □凝胶坐垫 □复合型坐垫 □硅胶坐垫 □其他:
		靠背:□普通 □有靠头枕 □靠背可倾 □拉链式
		扶手:□普通固定 □阶梯式 □一般可掀式 □可移动 □可装轮椅桌
		制动刹车:□凹口式 □肘节式 □延长杆式
		脚踏板:□普通固定 □可拆卸 □可翻转移动 □其他:
		腿托:□固定式 □可旋开式 □可掀卸式 □腿托护板 □腿前挡
		其他附件:□前臂手托或支撑架 □固定带 □多用托盘
		           □拐杖存放器 □便桶 □其他:
		特殊说明事项:
		
		                          学生:
		                      年 月 日

续表

技能实施	示范实践	
	学习体会	
教师评价		

【活页笔记】

技能名称	轮椅的选择与应用	姓名		学号	
实践要求	结合技能实施流程，开展实践练习。3人进行轮椅适配的模拟操作，1人扮演老年人，1人扮演老年人家属，1人进行模拟操作。完成后再交换角色实践练习。				
实践心得体会					
反思与改进					
教师评价					

模块 2：个人医疗辅助器具

【模块描述】

老年人因身体机能下降在生活上经常遇到困难，如视力缺陷常造成老年人选药、用药"举步维艰"，需要有人帮助才能正确服药，视力不好也会给老年人在测量血压、体温等生理指标时带来不便，因此需要使用具备语音提示、大号数字显示等功能的电子血压计和电子体温计来辅助老年人测量生理指标；再如肢体残疾的老年人常伴有痉挛，躺、卧、坐时常出现压疮等现象，这使老年人非常痛苦，也会造成二次残疾，因此非常需要使用防压疮垫、床垫等保护组织完整性辅助器具来保护肢体残疾的老年人；此外，身体机能的下降使老年人常患上失用性肌萎缩，因此需要使用运动肌力和平衡训练辅助器具对老年人进行训练。本模块主要介绍给药、生理指标监测、组织完整性保护训练、运动肌力和平衡训练四大部分中用到的辅助器具的适配、使用、训练。

【学习目标】

掌握

（1）给药辅助器具的适配。
（2）生理指标监测辅助器具的适配。
（3）保护组织完整性辅助器具的适配。
（4）运动肌力和平衡训练辅助器具的适配。

熟悉

（1）给药辅助器具的使用方法。
（2）生理指标监测辅助器具的使用方法。
（3）保护组织完整性辅助器具的使用方法。
（4）运动肌力和平衡训练辅助器具的使用方法。

了解

（1）给药辅助器具的种类。
（2）生理指标监测辅助器具的种类。
（3）保护组织完整性辅助器具的种类。
（4）运动肌力和平衡训练辅助器具的种类。

技能 4
给药辅助器具的选择与应用（FJ-4）

【技能目标】

知识目标

（1）掌握给药辅助器具的适配。

（2）熟悉给药辅助器具的使用方法。

（3）了解给药辅助器具的种类。

能力目标

（1）能认识并区分各种给药辅助器具。

（2）能描述各种给药辅助器具的特点。

（3）能根据老年人的具体情况选择合适的给药辅助器具。

（4）掌握给药辅助器具的使用方法，并对视力残疾老年人进行指导。

（5）能引导并训练视力残疾老年人独立使用给药辅助器具。

素质目标

（1）能够接纳视力残疾老年人的不良情绪和异常行为。

（2）引导和训练过程中，能与视力残疾老年人进行良好的沟通交流。

（3）能够关爱老年人，尊重残疾人，养成务实、严谨的态度。

【相关知识】

给药辅助器具能够帮助视力残疾老年人在无人协助的情况下正确服用药物，给药辅助器具应满足以下条件：可供视力残疾老年人独立使用；可供市售各种药物使用；操作简单，便于使用；外形小巧，便于携带。

1. 盲文药盒

盲文药盒是将盲文以凸点或小孔的方式印在药盒正面，老年人通过触感识别药品种类。常见的盲文药盒如图 2-4-1 所示。

特点：盲文药盒多采用塑料制成，体积小，质量轻，价格低廉。盲文药盒的使用主要依靠老年人的触觉和记忆力，但盲文在我国普及率不高，因此老年人在使用盲文药盒时容易出现因判断失误而错误服药的现象。

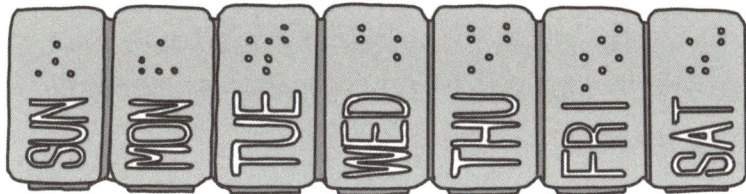

图 2-4-1　盲文药盒

2. 智能语音药盒

智能语音药盒通过电子电路设计，实现按键控制、语音提醒等功能，且满足操作简单、耗电低、可长时间使用等条件，便于老年人独立正确服药。智能语音药盒主要有以下两种形式。

（1）纯语音提示药盒（图 2-4-2）：家属通过 App 为每个储药仓录入药品名称、服用时间、服用剂量，药盒会定时提醒老年人服药，并语音告知老年人服药信息。此外，药盒能将老年人的服药情况传送回 App，便于家属了解。

特点：方便快捷，不易出错，适用于所有视力残疾老年人，价格稍贵。

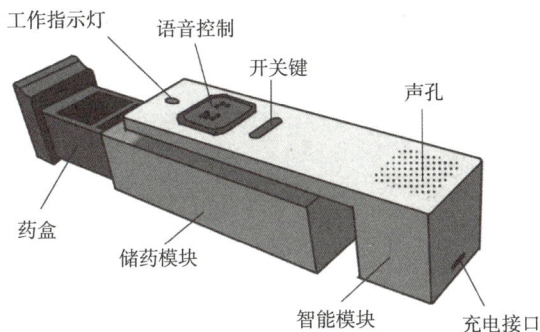

图 2-4-2　纯语音提示药盒

（2）语音 + 灯光提示药盒（图 2-4-3）：使用方法与纯语音提示药盒类似，此外，每个储药仓添加了呼吸灯模块。服药时间一到，药盒的呼吸灯亮起，同时语音提醒。

特点：不同储药仓的灯光使老年人定位更加准确，这种药盒适用于有光感且光感定位准确的视力残疾老年人，价格稍贵。

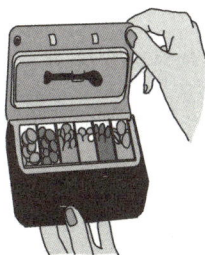

图 2-4-3　语音 + 灯光提示药盒

【技能导入】

李奶奶，68岁，刚做完眼部疾病手术。与李奶奶交流发现其听力较弱，与李奶奶握手发现其触觉灵敏。李奶奶为术后状态，每天需要服用多种不同规格的药物。根据李奶奶的情况，请为她适配给药辅助器具，并教会她独立服药。

【技能分析】

一、主要健康问题

李奶奶患有眼疾，刚做完眼部手术，听力较弱，不便于沟通交流，每天需要服用多种规格的药物。

二、制订方案

根据李奶奶术后视力尚未恢复、听力较弱、触觉较强的特点，可为李奶奶定制给药辅助器具，该器具需要具备一定的触摸特征，且该触摸特征需要针对多种不同规格的药物。此外，需要对李奶奶进行给药辅助器具的使用训练，指导其独立使用。

三、训练目标

李奶奶能够通过触觉感知不同的药物，并识别药物剂量，在无人帮助的情况下可独立使用给药辅助器具，完成服药。

【技能实施】

一、操作流程

挑选不同程度的视力残疾老年人若干，通过调查老年人的具体情况，为其配备适合的给药辅助器具，并教会老年人及其家属使用给药辅助器具，一个月后对老年人及其家属进行回访，了解给药辅助器具的使用情况，并为其解决使用过程中遇到的问题。

二、给药辅助器具的选择

应综合考虑视力残疾老年人的身体条件（尤其是视力情况）、经济情况，为老年人提供最优方案。适配前应对老年人情况进行调查，参照视力残疾分级表（表2-4-1）和老年人情况调查表（表2-4-2）。

表 2-4-1 视力残疾分级表

类别	级别	最佳矫正视力
盲	一级	视力＜ 0.02，甚至无光感；或视野半径＜ 5°
	二级	0.02 ≤视力＜ 0.05；或视野半径＜ 10°
低视力	三级	0.05 ≤视力＜ 0.1
	四级	0.1 ≤视力＜ 0.3

表 2-4-2 老年人情况调查表

项目	是	否	备注
有光感			
光感定位准确			
会盲文			
触觉灵敏			
听觉灵敏			
语言沟通无障碍			
健忘			
独居			
家属能熟练使用智能设备			

注：（1）智能语音药盒适用于听觉灵敏且语言沟通无障碍的老年人。

（2）有健忘倾向的老年人不建议使用盲文药盒。

三、操作注意事项

（1）操作前应充分了解老年人的基本情况。

（2）使用初期应有人协助，反复对老年人强调给药辅助器具的使用方法和注意事项。

（3）注意与老年人及其家属沟通交流的方式方法。

（4）给药辅助器具的简单改进、创新等应遵循老年人的实际情况。

【实践思考】

（1）面对部分不按照规范使用给药辅助器具的老年人，你应当如何处理？

（2）对于不满足给药辅助器具使用条件的老年人，应当如何解决其用药问题？

（3）为了使视力残疾老年人用药更加方便、准确，如何改进和创新智能语音药盒？

【技能工单】

技能名称	给药辅助器具的选择与应用	学时		培训对象	
学生姓名		联系电话		操作成绩	
操作设备		操作时间		操作地点	
技能目的	1. 掌握给药辅助器具的种类和特点。 2. 能正确使用给药辅助器具。 3. 能正确指导他人使用给药辅助器具。 4. 具备与老年人及其家属的沟通交流能力。				
技能实施	病情分析				
	给药辅助器具的选择				
	患者病情				
	家庭情况				
	给药辅助器具的使用方法				
	示范实践				
	学习体会				
教师评价					

【活页笔记】

技能名称	给药辅助器具的 选择与应用	姓名		学号	
实践要求	结合技能实施流程，开展实践练习。3人进行给药辅助器具适配的模拟操作，1人扮演老年人，1人扮演老年人家属，1人进行模拟操作。完成后再交换角色实践练习。				
实践心得体会					
反思与改进					
教师评价					

技能 5
生理指标监测辅助器具的选择与应用（FJ-5）

【技能目标】

知识目标

（1）掌握电子血压计和电子体温计的特点和基本原理。

（2）熟悉电子血压计和电子体温计的适配和使用。

（3）了解电子血压计和电子体温计的种类和功能。

能力目标

（1）能根据老年人的实际需求选择合适的检测仪器。

（2）能根据老年人的实际情况对检测仪器进行设置和调节。

（3）掌握各类检测仪器的使用方法，并对老年人进行指导。

素质目标

（1）通过根据老年人情况进行检测仪器的适配，培养学生分析问题、解决问题的能力。

（2）通过检测仪器设置、调节等训练，培养学生的动手实践能力。

（3）通过对老年人进行使用方法指导，培养学生耐心对待患者的品质。

【相关知识】

一、电子血压计

电子血压计包括臂式语音电子血压计及腕式语音电子血压计。

1. 臂式语音电子血压计

臂式语音电子血压计可以语音播报测量前提示和测量结果，采用示波法测量，可准确测出血压，可调整年、月、日。常见的臂式语音电子血压计如图 2-5-1 所示。

特点：①大屏幕，不仅可以让老年人看得更清楚，还能加入更多实用功能，例如血压记录对比、室内外温度预测等。②真人语音自动播报，老年人不用戴老花镜也能获知测量结果。

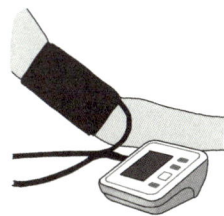

图 2-5-1　臂式语音
电子血压计

③佩戴好袖带，只需按键一次，自动加压，自动测量，自动分析，自动播报，简单实用。

2. 腕式语音电子血压计

常见的腕式语音电子血压计如图 2-5-2 所示。

特点：①语音播报测量前提示和测量结果，老年人和上班族使用都很方便。②一般从加压、测量到排气全部自动。③血压值、脉搏数同时显示。④有高血压警示灯号及提示音。⑤LCD 液晶大屏幕显示，清晰易读。

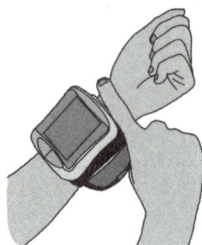

图 2-5-2　腕式语音
电子血压计

二、电子体温计

常见的电子体温计如图 2-5-3 所示。

特点：电子体温计利用某些物质的物理参数（如电阻、电压、电流等）与环境温度之间存在的确定关系，将体温以数字的形式显示出来。电子体温计由温度传感器、液晶显示器、纽扣电池、专用集成电路及其他电子元器件组成，简单易操作，适合老年人使用。

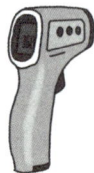

（a）非接触式红外体温计　　　（b）医用红外体温计（耳温、额温和颞动脉）　　　（c）医用防水体温计（口腔、腋下）

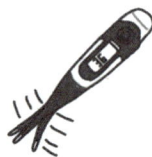

图 2-5-3　各型号电子体温计

【技能导入】

（1）王奶奶，60 岁，身高 160 cm，体重 70 kg，患有高血压，视力不太好，在进行日常药物治疗的同时需要定期监测血压波动范围，请帮助王奶奶选择合适的电子血压计，并教会她使用方法。

（2）李爷爷，65 岁，身高 170 cm，体重 75 kg，单臂残疾，因身体炎症引起发热，接受治疗出院后医生建议进行日常体温监测，请帮助李爷爷选择合适的电子体温计，并教会他使用方法。

【技能分析】

一、主要健康问题

（1）王奶奶：患有高血压，高龄，体重偏重，视力较差，亚健康状态。

（2）李爷爷：体重偏重，单臂残疾，经常发热，需要随时监控体温情况。

二、制订方案

（1）王奶奶：定期使用电子血压计进行血压波动范围监测。王奶奶视力较弱，可选用大屏幕电子血压计。

（2）李爷爷：定期使用电子体温计进行日常体温监测。

三、训练目标

（1）王奶奶：能够独立更换电子血压计电池，独立完成血压测量。

（2）李爷爷：能够独立使用电子体温计进行日常体温监测。

【技能实施】

一、电子血压计和电子体温计的调试

电子血压计和电子体温计外形轻巧，携带方便，操作简单，不过使用前要进行正确的调试，以保证测量精度。

1. 电子血压计的调试

（1）电子血压计在使用前需要装入电池或外接电源，如表 2-5-1 和图 2-5-4 所示。

表 2-5-1　电子血压计电池的安装方法

步骤	具体做法	完成情况	备注
1	翻转血压计，按照箭头所指方向卸下电池盖		
2	确认电池极性，装入指定型号的电池		
3	盖上电池盖，按下电源键，测试通电情况		

注：出现以下情况时，请更换电池。

（1）测量过程中出现低电量提示。

（2）按下"开 / 关"键，液晶屏幕无任何显示。

（3）一组电池大约可进行 300 次测量（环境温度较低会缩短电池寿命）。

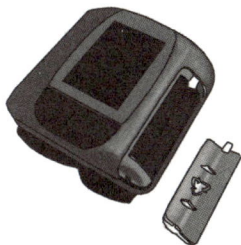

图 2-5-4　某电子血压计的电池结构图

（2）电子血压计的调试步骤：臂式电子血压计的调试步骤如表 2-5-2 所示，腕式电子血压计的调试步骤如表 2-5-3 和图 2-5-5 所示。

表 2-5-2　臂式电子血压计的调试步骤

步骤	具体做法	完成情况	备注
1	将臂带卷绑在裸露的手臂上,胶管的出口应与手掌面的小手指对齐		
2	扎牢臂带后,请勿将衣服带入臂带,臂带与手臂间能放入一根手指最合适		
3	测量时,将手肘放在桌子上,手心朝上,臂带与心脏高度保持一致		

注：如果不将臂带绑好且位置摆放正确,可能无法测得准确血压。

表 2-5-3　腕式电子血压计的调试步骤

步骤	具体做法	完成情况	备注
1	将电子血压计戴在手腕上,显示器置于掌心面		
2	扎牢腕带,静坐 5 分钟		
3	测量时,电子血压计与心脏保持同一高度		

注：（1）静坐时不要说话或移动身体。

　　（2）饭后、运动后以及情绪激动等情况不宜进行血压测量。

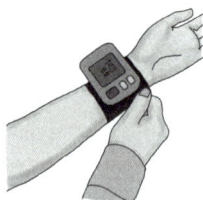

图 2-5-5　腕式电子血压计

2. 电子体温计的调试

电子体温计的调试步骤如表 2-5-4 和图 2-5-6 所示。

表 2-5-4　电子体温计的调试步骤

步骤	具体做法	完成情况	备注
1	检查测温头是否干净,如有脏污,请用棉花棒擦拭		
2	如单用棉花棒无法清除脏污,可沾酒精清洁		
3	使用酒精清洁后,等待 5 分钟再进行体温测量,否则测得的温度会偏低		

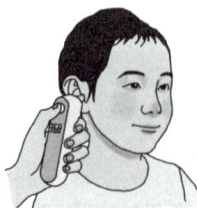
（a）耳温枪

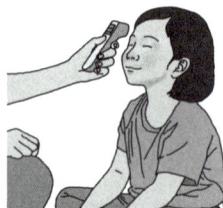
（b）额温枪

图 2-5-6　各型号电子体温计

二、使用电子血压计测量血压

1. 电子血压计的使用

使用电子血压计时，要注意工作环境的影响，避免电磁干扰、振动或噪声环境，根据王奶奶的情况，可选用以下电子血压计测量血压。

（1）臂式电子血压计：使用方法如表 2-5-5 所示。

表 2-5-5　臂式电子血压计的使用方法

步骤	具体做法	完成情况	备注
1	平静，正坐，臂带中间位置和心脏同高		
2	按下"开/关（ON/OFF）"键		
3	等待臂带零气压检测，自动从 0 mmHg 开始加压		
4	压力逐渐下降并进行测量		
5	测量结束显示血压值、脉搏数		
6	臂带内空气自动排出		

注：（1）测量血压时的理想环境：①早晨起床，心情平静放松时；②没有大小便时；③室温20℃左右时；④安静的场所。

（2）建议每天在大致相同的时间进行血压测量，一段时间内多次测量所得数据更为可靠。

（2）腕式电子血压计：使用方法如表 2-5-6 和图 2-5-7 所示。

表 2-5-6　腕式电子血压计的使用方法

步骤	具体做法	完成情况	备注
1	平静，正坐，腕带套在手腕上，轻轻握拳		
2	按下"开/关（ON/OFF）"键		
3	等待臂带零气压检测，自动从 0 mmHg 开始加压		
4	压力逐渐下降并进行测量		
5	测量结束显示血压值、脉搏数		
6	臂带内空气自动排出		

注：（1）请勿用另一只手托住腕带，否则会造成误测。

（2）测量过程中，请勿用力支撑手臂，不要活动测量侧手臂肌肉。

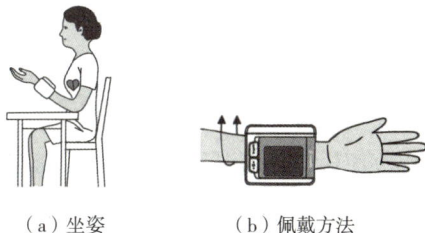

（a）坐姿　　　　　　（b）佩戴方法

图 2-5-7　腕式电子血压计使用示意图

2．电子体温计的使用

根据李爷爷的情况，选用电子体温计测量体温，具体步骤如表 2-5-7 和图 2-5-8 所示。

表 2-5-7　电子体温计的使用方法

步骤	具体做法	完成情况	备注
口腔测量法	嘴巴闭上，等待 5 分钟左右		
	轻按开关键，等待屏幕显示待测状态		
	将感温头置于舌下内侧根部位置，等待语音提示测量完成		
腋下测量法	将腋下汗液擦干，夹紧腋下，等待 5 分钟左右		
	感温头由下往上紧顶在腋窝下，交叉双臂		
	建议蜂鸣后 3~5 分钟查看结果		
额头测量法	将电子体温计指向被测人，按下开关键		
	确保被测人在电子体温计的测量范围之内		

注：（1）电子体温计的消毒应使用医用酒精，不能用高温消毒。

（2）除了更换电池，请勿拆卸电子体温计。

（3）避免阳光直射电子体温计。

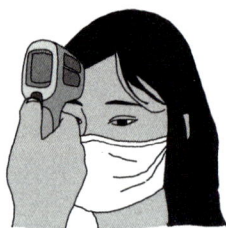

使用额温枪的 4 个技巧：
（1）额温枪距离额头一般为 3~5 cm。
（2）额温枪的工作环境温度一般在 16~35℃。
（3）要使额温枪的枪头正对着额头，不能有头发覆盖。
（4）额温枪必须设置为测量体温模式。

图 2-5-8　某电子体温计使用示意图

三、操作注意事项

（1）操作前应充分了解老年人的基本情况。

（2）使用初期应有人协助，并提前示范。

（3）注意与老年人的沟通交流方式。

（4）辅助器具的简单改进、创新等应遵循老年人的实际情况。

【实践思考】

（1）面对部分不按照规范使用电子血压计的老年人，你应当如何处理？

（2）对于视力或听力有残疾的老年人，如何进行电子血压计的适配？

（3）对其他不同类型老年人进行电子血压计的适配。

（4）面对部分不按照规范使用电子体温计的老年人，你应当如何处理？

（5）对于肢体有残疾的老年人，如何进行电子体温计的适配？

（6）对其他不同类型老年人进行电子体温计的适配。

【技能工单】

一、电子血压计

技能名称	电子血压计的选择与应用	学时		培训对象	
学生姓名		联系电话		操作成绩	
操作设备		操作时间		操作地点	
技能目的	1. 掌握电子血压计的种类及其特点。 2. 学会电子血压计的调试。 3. 能正确使用电子血压计。 4. 能正确指导他人使用电子血压计。 5. 具备与老年人的沟通交流能力。				
技能实施	病情分析				
	电子血压计的选择				
	身体参数测量				
	参数调试				
	电子血压计使用方法				
	示范实践				
	学习体会				
教师评价					

二、电子体温计

技能名称	电子体温计的选择与应用	学时		培训对象	
学生姓名		联系电话		操作成绩	
操作设备		操作时间		操作地点	
技能目的	1. 掌握电子体温计的种类及其特点。 2. 学会电子体温计的调试。 3. 能正确使用电子体温计。 4. 能正确指导他人使用电子体温计。 5. 具备与老年人的沟通交流能力。				
技能实施	病情分析				
	电子体温计的选择				
	身体参数测量				
	参数调试				
	电子体温计使用方法				
	示范实践				
	学习体会				
教师评价					

【活页笔记】

一、电子血压计

技能名称	电子血压计的选择与应用	姓名		学号	
实践要求	结合技能实施流程，开展实践练习。3人进行电子血压计适配的模拟操作，1人扮演老年人，1人扮演老年人家属，1人进行模拟操作。完成后再交换角色实践练习。				
实践心得体会					
反思与改进					
教师评价					

二、电子体温计

技能名称	电子体温计的 选择与应用	姓名		学号	
实践要求	结合技能实施流程，开展实践练习。3人进行电子体温计适配的模拟操作，1人扮演老年人，1人扮演老年人家属，1人进行模拟操作。完成后再交换角色实践练习。				
实践心得体会					
反思与改进					
教师评价					

技能 6
保护组织完整性辅助器具的选择与应用（FJ-6）

【技能目标】

知识目标

（1）掌握每种保护组织完整性辅助器具的特点。

（2）熟悉保护组织完整性辅助器具的特点和使用条件。

（3）了解保护组织完整性辅助器具的种类。

能力目标

（1）能根据患者的实际情况选择合适的保护组织完整性辅助器具。

（2）能将患者的实际情况与训练方法相结合，使辅助器具的使用达到最佳效果。

（3）掌握各种保护组织完整性辅助器具的使用方法，并对患者进行指导。

素质目标

（1）通过根据患者情况进行保护组织完整性辅助器具的适配，培养学生分析问题、解决问题的能力。

（2）通过保护组织完整性辅助器具的适配训练，培养学生的动手实践能力。

（3）通过对患者进行使用方法指导，培养学生关爱、尊重老年人和残障人士的品质。

【相关知识】

压疮，又称"褥疮"，是指身体局部组织长期受压，血液循环受阻，导致软组织坏死。一般情况下，可使用防压疮类辅助器具保护组织的完整性，这类辅助器具能够预防压疮，改变体位，控制姿势，提供更多包容，增大接触面积，分散压力，减少摩擦力及吸收剪切力等。防压疮类辅助器具一般分为防压疮床垫、防压疮坐垫和体位垫等。防压疮床垫又分为海绵类和充气类，海绵类可以概括为普通型和记忆型，充气类可以概括为静态和波动；防压疮坐垫除了海绵类和充气类以外，还包括凝胶类和混合类；而体位垫只有海绵类。

1. 防压疮床垫

防压疮床垫常用于术后不能自主翻身、需要长期卧床、瘫痪等有压疮风险的患者，给患者带来舒适的睡眠和休息，同时降低其皮肤摩擦面积，使皮肤受损变少，保护组织的完整性。常见的防压疮床垫如图 2-6-1 所示。

特点：①普通海绵类：按密度分类，18D 以下为低密度，18~45D 为中密度，45D 以上为高密度；有硬度及拉伸要求；要求最小压缩厚度 ≥ 2 cm。②记忆海绵类：回弹慢，包容好，分压好，压力均匀分散；结构趋于蜂窝状，透气好；分为恒温型和温感型。③普通充气类和交替充气类：床垫由防水聚氨酯外罩、纤维垫、聚氨酯海绵组成；可贴身使用，能有效降低患者身体组织所承受的压力，促进空气流动，保持患者身体的干燥，有效减缓和预防压疮的发生；充气不宜过饱，硬度大，稳定性差，容易被刺破。

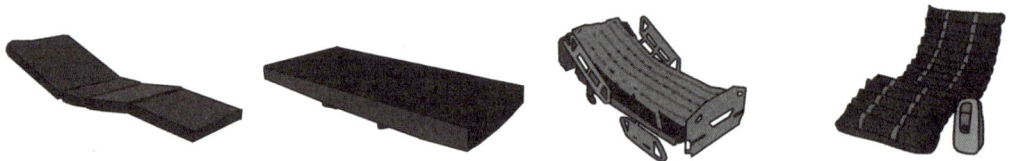

（a）普通海绵类防压疮床垫　（b）记忆海绵类防压疮床垫　（c）普通充气类防压疮床垫　（d）交替充气类防压疮床垫

图 2-6-1　防压疮床垫

2. 防压疮坐垫

防压疮坐垫结构形式的改变对压力分布有影响，坐垫结构形式的不同，使人体与坐垫的接触面积也不同。在加载变形过程中，防压疮坐垫的轮廓能与臀部很好地结合，有效起到减压等效果，如图 2-6-2 所示。

特点：①海绵类：重量轻，易加工，种类多，价格便宜。②凝胶类：凝胶移动有利于分散偏差力和压力。③充气类：独立气囊可分散坐骨结节周边压力；气囊内部压力可被均等化吸收，分散压力效果好。④混合类：凝胶与记忆海绵结合，上层较软，下层较硬；这类坐垫既有较好的减压效果，又有稳定的支撑，目前最为流行。

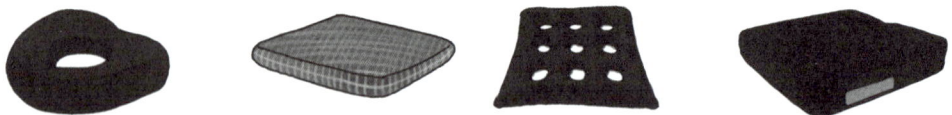

（a）海绵坐垫　　　　　（b）凝胶坐垫　　　　　（c）充气坐垫　　　　　（d）混合坐垫

图 2-6-2　防压疮坐垫

3. 体位垫

体位垫是医院手术室必备的手术辅助器具，使用时放在患者身体之下，预防或缓解患者因手术时间过长而出现的压疮。体位垫分为很多种，例如医用体位垫、凝胶体位垫、俯卧体位垫、凝胶手术体位垫等，凝胶是最能发挥其手术辅助作用的材质。常见的体位垫如图 2-6-3 所示。

特点：保持体位，辅助翻身；防压疮；姿势固定，维持稳定；保护骨突部位。

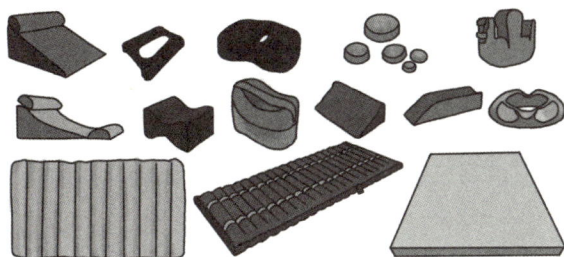
图 2-6-3　体位垫

【技能导入】

某医院神经外科患者陈爷爷，74 岁，身高 175 cm，体重 75 kg。陈爷爷接受了神经外科手术治疗，手术时间较长，手术体位具有一定特殊性，术中存在多种压疮危险因素，如全身麻醉、潮湿、低温及术中施加操作等，术后由于其自身因素、术后疼痛及引流管限制活动等，发生压疮的可能性也极高。压疮的发生会加深陈爷爷的痛苦，延长其住院时间，可能还会增加其经济负担。做好预防压疮是神经外科护理的重点，请为陈爷爷选择合适的防压疮床垫，并教会其家属如何正确使用，从而起到预防压疮的作用。

【技能分析】

一、主要健康问题

陈爷爷接受了神经外科手术治疗，术中存在压疮风险，术后由于其自身因素、术后疼痛及引流管限制活动等，发生压疮的可能性也极高。

二、制订方案

根据陈爷爷躺卧常用体位，针对性地进行护理，为陈爷爷适配防压疮床垫。

三、训练目标

（1）测试所选择的防压疮床垫的性能，同时引导陈爷爷配合体验。

（2）针对所选择的防压疮床垫，对陈爷爷及其家属进行使用训练。

【技能实施】

一、保护组织完整性辅助器具的适配

1. 防压疮床垫的适配

防压疮床垫的适配方法如表 2-6-1 和图 2-6-4 所示。

表 2-6-1　防压疮床垫的适配

步骤	具体做法	完成情况	备注
1	选择合适的材质, 面料质地要柔和; 选择合适的厚度, 使患者躺下时能感觉到明显舒适		
2	注意防压疮床垫的波动效果, 波动过大对患者是一种折磨, 使其无法得到静养休息, 而波动过小则起不到预防压疮的作用		

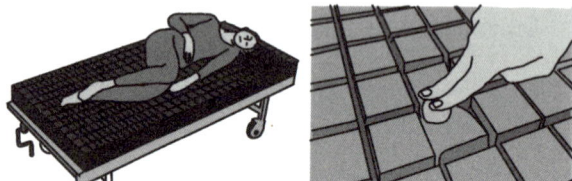

图 2-6-4　防压疮床垫的选配

2. 防压疮坐垫的适配

选择合适的防压疮坐垫, 重点要考虑均压功能、稳定性、透气性、耐用性等, 需要进行徒手压力测试, 如表 2-6-2 和图 2-6-5 所示。

（1）均压性比较: 充气＞混合＞海绵＞凝胶。

（2）稳定性比较: 混合＞海绵＞凝胶＞充气。

表 2-6-2　徒手压力测试

步骤	具体做法	完成情况	备注
1	向患者说明徒手压力测试的方法和必要性		
2	身体前倾将指尖放在坐骨结节, 手心向上		
3	待患者坐正后, 上下移动手指, 测试坐骨下压力		

注: 坐骨下压力可确定为 1 级、2 级、3 级。

　　1 级（安全级）: 指尖可上下摆动 5 mm 或更多。

　　2 级（警告级）: 指尖不能摆动, 但手指容易抽出。

　　3 级（不安全级）: 指尖被压得很紧, 手指很难抽出。

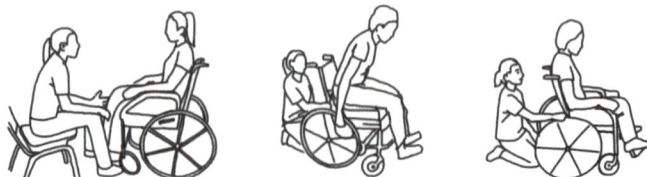

图 2-6-5　徒手压力测试

3. 体位垫的适配

在不同情况下, 对体位垫的需求不一, 可根据实际情况进行选择, 如表 2-6-3 和图 2-6-6 所示。

表 2-6-3　体位垫的适配

序号	类型	适配	完成情况	备注
1	侧卧位体位垫	对于侧卧位手术等,可将侧卧位体位垫置于腋下、双下肢间等		
2	加热体位垫	对于输尿管上段结石经皮肾镜手术等,加热体位垫可对体表施加高温热能传导,提升机体内脏与局部皮肤温度,发挥较好的保温效果		
3	流体体位垫	流体体位垫可顺应骨隆突的动作,顺应不同部位的状态		
4	凝胶体位垫	对于颈椎手术,凝胶体位垫可最大程度暴露手术视野,同时分散压力,减少受压部位的剪切力和摩擦力,减轻头面部组织与神经的损伤		

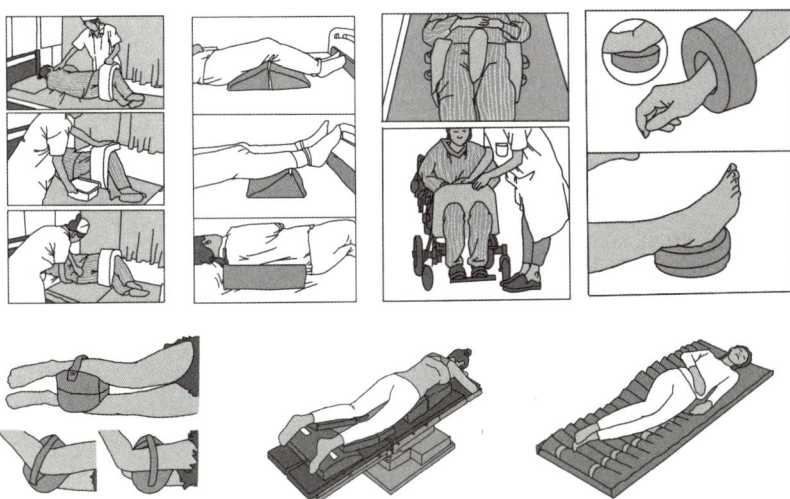

图 2-6-6　体位垫的适配

二、保护组织完整性辅助器具使用训练

1. 防压疮床垫使用训练

各类防压疮床垫的使用训练如表 2-6-4 所示。

表 2-6-4　防压疮床垫使用训练

类型		具体做法	完成情况	备注
海绵类	1	患者卧于防压疮床垫上		
	2	根据患者皮肤受压情况,定时改变受压位置		
充气类	1	摊开充气类防压疮床垫		
	2	打开气嘴,使充气类防压疮床垫自动膨胀		
	3	关闭气嘴,把充气类防压疮床垫反复对折,然后用力压几下		
	4	再打开阀门,使充气类防压疮床垫自动膨胀,等待其完全恢复弹性及形状		

2．防压疮坐垫使用训练

各类防压疮坐垫的使用训练如表 2-6-5 所示。

表 2-6-5　防压疮坐垫使用训练

类型		具体做法	完成情况	备注
海绵类	1	根据患者情况选择合适的尺寸（内径、外径、厚度）		
	2	进行柔软面密度海绵（柔软性）测试		
	3	适配透气亲肤外套		
凝胶类	1	利用臀部力量，测试凝胶类防压疮坐垫的流动性、活动性		
	2	进行透 X 线测试		
	3	进行皮肤刺激、伤害、过敏测试		
充气类	1	摊开充气类防压疮坐垫		
	2	将气嘴拉出，使充气类防压疮坐垫自动膨胀		
	3	插入打气筒开始充气，一般 8 分钟左右		
	4	关闭气嘴，反复对折充气类防压疮坐垫，然后用力压几下		
	5	再打开气嘴，轻微按压充气类防压疮坐垫，使其自动膨胀，恢复弹性及形状		
混合类	1	根据混合材料的不同，结合所选材料的使用方法进行使用训练		

三、操作注意事项

（1）操作前应充分了解患者的基本情况。

（2）使用初期应有人协助，并提前示范。

（3）保护组织完整性辅助器具种类较多，可以根据患者的实际情况选择合适的预防压疮辅助器具。

（4）注意与患者的沟通交流方式。

（5）使用过程中应结合预防压疮的其他方法，使辅助器具的使用达到最佳效果。

（6）辅助器具的简单改进、创新等应遵循患者的实际情况。

（7）选择辅助器具的减压要求：材料厚度适当且具有包容性，包料具有延展性。

（8）减压时间应尽量遵循以下原则：①卧床：每 2 小时翻身一次，要保护易受压部位；翻身时选择合适的体位是预防压疮的重要因素，侧卧 30° 或 60° 时压疮好发部位的平均体压明显小于仰卧或 90° 侧卧位；保持放松体位，注意不触碰骨突部位；②轮椅：每 30 分钟起身支撑 20~40 秒。

【实践思考】

（1）面对部分不按照规范或没有条件对患者采取预防压疮措施的医院，你应当如何调节？

（2）对于局部有残疾的患者，如何进行体位垫的适配？

（3）对其他不同类型患者进行保护组织完整性辅助器具的适配。

【技能工单】

技能名称	保护组织完整性辅助器具的选择与应用	学时		培训对象	
学生姓名		联系电话		操作成绩	
操作设备		操作时间		操作地点	
技能目的	1. 掌握保护组织完整性辅助器具的种类及特点。 2. 学会各类保护组织完整性辅助器具的挑选。 3. 能正确使用保护组织完整性辅助器具。 4. 能正确指导他人使用保护组织完整性辅助器具。 5. 知道预防压疮的正确方法。 6. 具备与患者的沟通交流能力。				
技能实施	病情分析				
	资料整理与分析				
	身体指标测量				
	保护组织完整性辅助器具的选择				
	保护组织完整性辅助器具的舒适度调节				
	保护组织完整性辅助器具的使用方法（结合预防压疮的其他方法）				
	示范实践				
	学习体会				
教师评价					

【活页笔记】

技能名称	保护组织完整性辅助器具的选择与应用	姓名		学号	
实践要求	结合技能实施流程，开展实践练习。3人进行保护组织完整性辅助器具适配的模拟操作，1人扮演老年人，1人扮演老年人家属，1人进行模拟操作。完成后再交换角色实践练习。				
实践心得体会					
反思与改进					
教师评价					

技能 7
运动肌力和平衡训练辅助器具的选择与应用
（FJ-7）

【技能目标】

知识目标

（1）掌握各类运动肌力和平衡训练辅助器具的特点。

（2）熟悉运动肌力和平衡训练辅助器具的适配和使用。

（3）了解运动肌力和平衡训练辅助器具的种类和材质。

能力目标

（1）能根据患者的实际情况选择合适的运动肌力和平衡训练辅助器具。

（2）掌握各种运动肌力和平衡训练辅助器具的使用方法，并对患者进行指导。

素质目标

（1）通过根据患者的实际情况进行运动肌力和平衡训练辅助器具的适配，培养学生分析问题、解决问题的能力。

（2）通过尺寸调节等训练，培养学生动手实践的能力。

（3）通过对患者进行使用方法指导，培养学生关爱、尊重残疾人的品质。

【相关知识】

运动肌力和平衡训练辅助器具可以帮助患者保持身体的平衡，支撑身体的重量，增强下肢的肌力，辅助行走，进行身体的移动。常见的残疾人运动肌力和平衡训练辅助器具有站立架、站立支撑台、康复站立床等。

1. 站立架

站立架是一种训练患者站立功能的辅助器具，它能够将本身不能站立的使用者固定在站立位。站立架分为脑瘫儿童站立训练架、单人截瘫站立架、双人截瘫站立架、四人截瘫站立架等类型，可根据需要选用（图 2-7-1）。

特点：使用站立架有利于保持正确姿势，可以预防或矫正畸形，还可以避免或改善长期坐卧导致的并发症。此外，还可以利用站立架桌面进行多种康复训练活动。对于截瘫患者，使用站立架可以预防或改善长期坐卧导致的并发症，如骨质疏松、压疮、心肺功能降低、泌尿系统感染、血液循环障碍及心理障碍等，站立时利用桌面可以完成吃饭、喝水、学习等多种活动。

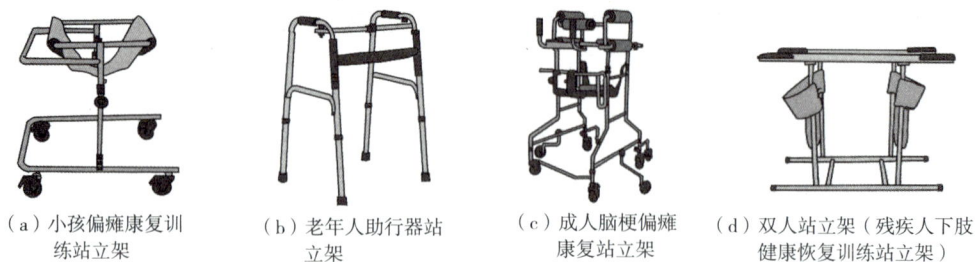

（a）小孩偏瘫康复训练站立架　（b）老年人助行器站立架　（c）成人脑梗偏瘫康复站立架　（d）双人站立架（残疾人下肢健康恢复训练站立架）

图 2-7-1　站立架

2. 站立架的结构与安装

（1）偏瘫康复站立架：结构如图 2-7-2 所示。

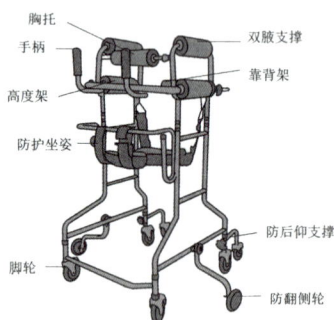

图 2-7-2　成人偏瘫康复站立架

（2）儿童下肢训练站立架：结构如图 2-7-3 所示，安装步骤如图 2-7-4 所示。

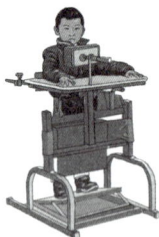

图 2-7-3　儿童下肢训练站立架

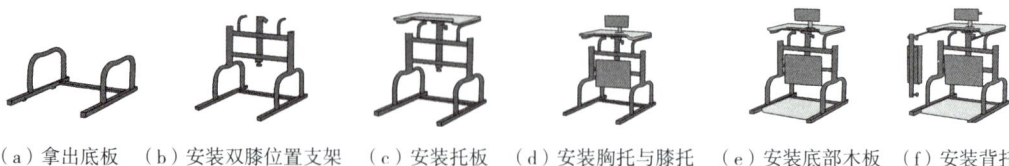

（a）拿出底板　（b）安装双膝位置支架　（c）安装托板　（d）安装胸托与膝托　（e）安装底部木板　（f）安装背托

图 2-7-4　儿童下肢训练站立架的安装

（3）康复站立床：结构如图 2-7-5 所示，安装步骤如图 2-7-6 所示。

特点：康复站立床可自由调节角度，角度范围为 0°~85°；有静躺功能，方便休息；智能遥控，一键操作；可摇动活动踏板手柄，升降踏板模拟原地踏步，辅助活动腿部肌肉；有上肢锻炼支架，可做上肢肌肉康复训练；能防止上肢血液不通，改善身体僵硬。

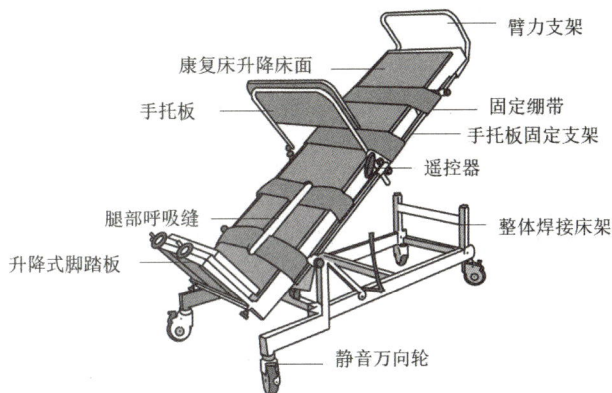

图 2-7-5　康复站立床

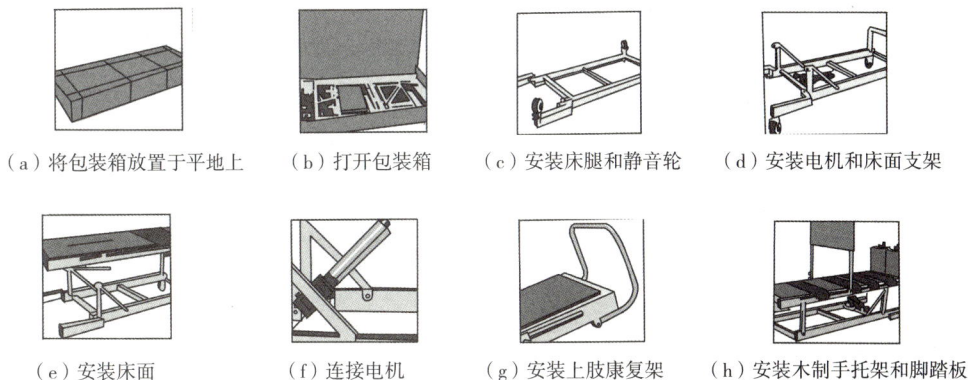

（a）将包装箱放置于平地上　（b）打开包装箱　（c）安装床腿和静音轮　（d）安装电机和床面支架

（e）安装床面　（f）连接电机　（g）安装上肢康复架　（h）安装木制手托架和脚踏板

图 2-7-6　康复站立床的安装

（4）上下肢主被动训练器：结构如图 2-7-7 所示。

特点：上下肢主被动训练器是利用电机带动患者四肢进行主被动训练，通过正确的运动模式刺激肌肉运动，刺激神经组织，改善患肢血液循环，促进新陈代谢，增加关节活动度，促进四肢功能的恢复。

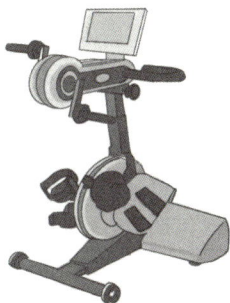

图 2-7-7　上下肢主被动训练器

【技能导入】

王奶奶，65岁，身高150 cm，体重62 kg，退休职工。王奶奶因意外滑倒导致右腿髌骨骨折，在医院进行内固定术后准备出院。医嘱中提到：出院后最好借助运动肌力和平衡训练辅助器具进行运动肌力和平衡的恢复训练，以改善肌体功能和生活质量。请为王奶奶适配运动肌力和平衡训练辅助器具，并教会她使用。

【技能分析】

一、主要健康问题

（1）骨折：王奶奶因意外滑倒导致右腿髌骨骨折，骨折区域肌力较弱。

（2）异常行为：王奶奶无法平衡走路。

二、制订方案

（1）王奶奶右腿髌骨骨折，康复时需要借助下肢康复训练器，可选用站立架或站立床。

（2）王奶奶下肢骨折区域肌力较弱，可进行下肢运动肌力和平衡训练。

三、训练目标

（1）王奶奶能够独立使用运动肌力和平衡训练辅助器具进行康复训练。

（2）王奶奶下肢肌力有明显改善。

【技能实施】

一、运动肌力和平衡训练辅助器具的适配

运动肌力和平衡训练辅助器具适配的合理性决定了患者在使用过程中的安全性和舒适性，是保障患者人身安全的关键环节，辅助器具适配不当会造成严重不良后果。

运动肌力和平衡训练辅助器具的适配原则如表2-7-1和图2-7-8所示。

表 2-7-1 适配原则

序号	患者特点	适配要求
1	脑瘫儿童患者	选用高度可调、操作简单的脑瘫儿童站立训练架
2	下肢截瘫患者	选用高度可调、操作简单、稳定性好、材料舒适的站立架或站立床
3	成人脑梗偏瘫患者	选用高度可调、稳定性好的成人站立架

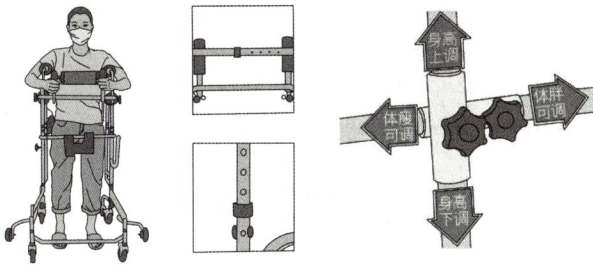

图 2-7-8　挡位调节

二、运动肌力和平衡训练

运动肌力和平衡训练的具体步骤如表 2-7-2 和图 2-7-9 所示。

表 2-7-2　运动肌力和平衡训练

类型		具体做法	完成情况	备注
成人脑梗偏瘫康复站立架	1	按使用者的身型，调整膝板和足踏板（后加平板或斜板）的高低位置，并将其牢牢固定在正确位置		
	2	根据训练需要，调整使用者站姿		
	3	将使用者的双脚对准平地或踏板		
脑瘫儿童站立架	1	将站立架绑带松开		
	2	在家长的帮助下，使患儿后背紧贴站立架		
	3	帮助患儿站立，用绑带将患儿绑住，进行站立训练		
高位截瘫站立架	1	卸下或垂直放置背托架、臀部垫和绑带，令患者坐轮椅进入站立架正面内腔，康复师和护理人员将患者双脚放在脚踏板上，使其双膝贴近膝部托架		
	2	康复师和护理人员帮助患者站立，并借助臀部垫和绑带使患者完全站立		
	3	调整台面高度，调整胸托和背托，使患者感觉舒适。将患者双臂放置在台面上，进行站立训练，同时还可进行手指功能协调性训练		
	4	站立训练结束后，康复师和护理人员应先卸下背托架然后松开臀部垫和绑带帮助患者坐回轮椅上，并将其双腿放置在轮椅踏板上，将轮椅从站立架正面内腔移出		
康复站立床	1	先将康复站立床放置于平躺位，使患者平躺于其上，在胸部和腿部分别绑好约束带		
	2	将康复站立床缓慢升起，初次可升至30°左右，观察患者是否适应此高度		
	3	摆正患者站立姿势，注意观察患者的表情和血压，若表情痛苦或血压下降，立即将康复站立床放平，使患者躺平休息		
	4	站立训练结束后，将康复站立床放平，此时不要急于让患者下床，先让患者在站立床上躺着休息10分钟，防止患者出现体位性低血压		

注：（1）避免在无人看护下使用运动肌力和平衡训练辅助器具。

（2）对于足下垂患者，必须有三分之二脚掌能够着地（可以站斜板），否则禁用。

（3）对于膝盖过伸者，站立时不要强行顶住膝板，身体保持正直位，不要加斜板站立。

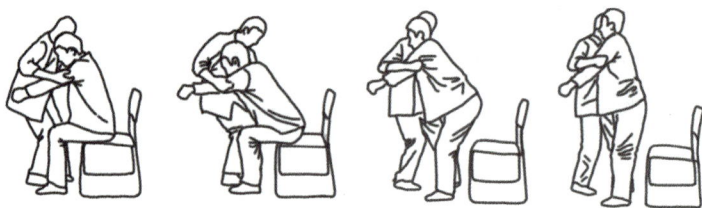

注：患者坐位，双足平放在地上，双手叉握并伸向面前的小桌（双上肢尽量伸直）；训练者站在患侧，一手扶持患膝，另一手放在患者臀部，嘱患者上身前挺，抬臂站起

图 2-7-9　训练者帮助患者站立

三、注意事项

（1）操作前应充分了解患者的基本情况。

（2）使用初期应有人协助，并提前示范。

（3）注意与患者的沟通交流方式。

（4）训练过程中应遵循"适合、适量、适度"的原则。

（5）辅助器具的简单改进、创新等应遵循患者的实际情况。

【实践思考】

（1）面对部分不按照规范使用运动肌力和平衡训练辅助器具的患者，你应当如何处理？

（2）对于下肢残疾的患者，如何进行运动肌力和平衡训练辅助器具的适配？

（3）对其他不同类型患者进行运动肌力和平衡训练辅助器具的适配。

【技能工单】

技能名称	运动肌力和平衡训练辅助器具的选择与应用	学时		培训对象	
学生姓名		联系电话		操作成绩	
操作设备		操作时间		操作地点	
技能目的	1. 掌握运动肌力和平衡训练辅助器具的种类及其特点。 2. 能正确使用运动肌力和平衡训练辅助器具。 3. 能正确指导他人使用运动肌力和平衡训练辅助器具。 4. 具备与患者的沟通交流能力。				
技能实施	病情分析				
	运动肌力和平衡训练辅助器具的选择				
	身体参数测量				
	运动肌力和平衡训练辅助器具使用方法				
	示范实践				
	学习体会				
教师评价					

【活页笔记】

技能名称	运动肌力和平衡训练辅助器具的选择与应用	姓名		学号	
实践要求	结合技能实施流程，开展实践练习。3 人进行运动肌力和平衡训练辅助器具适配的模拟操作，1 人扮演老年人，1 人扮演老年人家属，1 人进行模拟操作。完成后再交换角色实践练习。				
实践心得体会					
反思与改进					
教师评价					

模块 3：技能训练辅助器具

【模块描述】

老年人身体机能逐渐下降，可能出现不同程度的肢体功能衰弱甚至残疾的情况，导致老年人日常生活能力减退，为满足老年人日常生活需求，可利用技能训练辅助器具强化老年人衰退的生活技能。本模块主要介绍针对老年人沟通、社交、工作的技能训练辅助器具，其中，沟通治疗和沟通训练辅助器具可提高老年人的书写和口头交流能力；社交技能训练辅助器具可提高老年人的社交行为能力，改善其认知、沟通能力，帮助老年人更好地与外界交流；输入器件控制辅助器具可提高老年人的电脑操作和物品控制能力。

【学习目标】

掌握

（1）沟通治疗和沟通训练辅助器具的适配。
（2）社交技能训练辅助器具的适配。
（3）输入器件控制辅助器具的适配。

熟悉

（1）沟通治疗和沟通训练辅助器具的使用方法和训练方式。
（2）社交技能训练辅助器具的使用方法和训练方式。
（3）输入器件控制辅助器具的使用方法和训练方式。

了解

（1）沟通治疗和沟通训练辅助器具的种类、特点、功能、适用范围。
（2）社交技能训练辅助器具的种类、特点、功能、适用范围。
（3）输入器件控制辅助器具的种类、特点、功能、适用范围。

技能 8
沟通治疗和沟通训练辅助器具的选择与应用
（FJ-8）

【技能目标】

知识目标

（1）掌握各种沟通治疗和沟通训练辅助器具的特点。

（2）熟悉各种沟通治疗和沟通训练辅助器具的适配和使用。

（3）了解对沟通治疗和沟通训练有帮助的其他设备。

能力目标

（1）能根据患者的实际情况选择合适的沟通治疗和沟通训练辅助器具。

（2）能根据患者的实际情况对辅助器具进行个性化设置。

（3）掌握各种辅助器具的使用方法，并对患者进行指导。

素质目标

（1）通过根据患者情况进行沟通治疗和沟通训练辅助器具的适配，培养学生分析问题、解决问题的能力。

（2）通过调节辅助器具等训练，培养学生的动手实践能力。

（3）通过指导患者使用沟通治疗和沟通训练辅助器具，培养学生友善、耐心的品质。

【相关知识】

沟通治疗和沟通训练辅助器具可以帮助患者增强各项沟通技能，提高其智力和社会生存能力，帮助患者更好地与外界进行沟通。沟通治疗和沟通训练辅助器具可分为语言及言语类训练辅助器具、阅读技能开发训练辅助器具，其中，语言及言语类训练辅助器具按功能可分为口部构音运动训练器、言语训练卡片、言语矫正设备等；阅读技能开发训练辅助器具按功能可分为助视器、盲文写字板、书本支撑架和固定架等。各类沟通治疗和沟通训练辅助器具是根据不同类型患者的不同身体功能障碍专门研制的，多具有使用便捷、互换性强等特点。

一、语言及言语类训练辅助器具

1. 口部构音运动训练器

常见的口部构音运动训练器共有 13 种，包括适用于下颌运动障碍的咀嚼器、下颌运动训练器，适用于唇运动障碍的唇运动训练器、唇肌刺激器，适用于舌运动障碍的舌尖运动训练器、舌前位运动训练器、舌后位运动训练器、舌肌刺激器、指套型乳牙刷、压舌板，适用于软腭运动障碍的悬雍垂运动训练器等（图 3-8-1）。

特点：①咀嚼器：适用于发音时下颌运动受限、流口水等问题。②唇肌刺激器：使用力度要适中，以患者能够忍受为原则。③舌尖运动训练器：可进行抵抗运动训练、运动范围训练等。④指套型乳牙刷：先刷中间，再刷两侧。⑤悬雍垂运动训练器：可提高悬雍垂的上下运动能力，为精准构建鼻音服务。

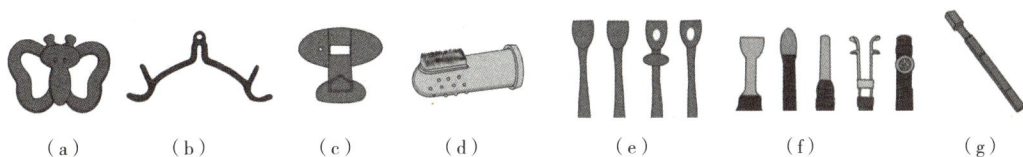

注：（a）咀嚼器；（b）下颌运动训练器；（c）悬雍垂运动训练器；（d）指套型乳牙刷；（e）唇舌运动训练器，从左至右依次为舌前位运动训练器、舌后位运动训练器、唇运动训练器、舌尖运动训练器；（f）口肌训练器，从左至右依次为吸舌器、感知按摩刷、双向牙胶棒、唇肌训练器、可调发音笛；（g）舌刺激器

图 3-8-1　口部构音运动训练器

2. 言语训练卡片

言语训练卡片可用于矫正呼吸、发声、共鸣障碍的训练，还可用于构音语音能力训练、构音音位对比能力训练和口部构音运动训练。此外，言语训练卡片包含提问、提示、知识点等内容，不仅方便老师评估学生的言语能力，也有助于提高、丰富学生的知识面（图 3-8-2）。

特点：①方便携带，使用简单。②可用于改善失语症患者的言语认知感知功能。

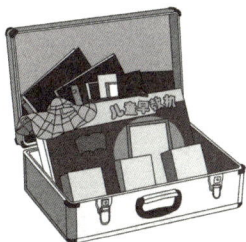

图 3-8-2　言语训练卡片

3. 言语矫正设备

根据言语异常的矫正原理，其康复训练手段可分为发音矫正教育、发音矫正训练。发音矫正教育提供 8 种言语矫正的基本方法，发音矫正训练提供 11 种语音声控游戏，有助于各类言语异常的矫正，具体介绍如下（图 3-8-3）。

发音矫正教育（8种）：哈欠叹息法、伸舌法、咀嚼法、半吞咽法、鼻音边音刺激法、改变响度法、减少硬起音法、建立有效共鸣法。

发音矫正训练（11种）：构音训练、语音训练、发音教育、声音感知、清浊音感知、响度感知、起音感知、音调感知、共鸣训练、呼吸训练、电声门图显示及发声练习。

特点：①针对不同类型的言语障碍患者，有不同类型的言语矫正设备。②言语矫正设备的价格较高，适用于专门的儿童康复训练机构。

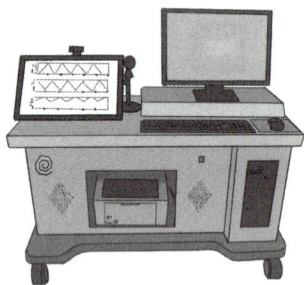

图 3-8-3　言语矫正设备

二、阅读技能开发训练辅助器具

针对不同类型的患者，需要适配不同的阅读技能开发训练辅助器具，例如，助视器、盲文写字板可辅助视觉障碍患者进行阅读，书本支撑架和固定架可辅助肢体残疾无法手持书本的患者支撑书本，智障学生阅读绘本有助于培养智障儿童的阅读能力。

1. 助视器

助视器是能够提高低视觉障碍患者视觉能力的设备，使低视力患者能够看清楚原本看不到或看不清的物体。助视器主要分为光学助视器（如凸透镜、棱镜、平面镜、望远镜等）和非光学助视器（如大字印刷品、闭路电视助视器等）（图3-8-4）。

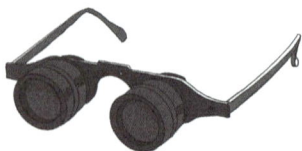

图 3-8-4　助视器

2. 盲文写字板

盲文写字板是专门供视觉障碍患者使用的写字板，可与写字笔同时使用（图3-8-5）。

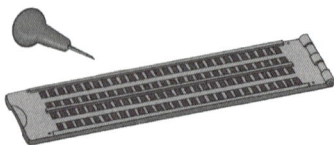

图 3-8-5　盲文写字板

3. 书本支撑架和固定架

对于存在上肢障碍或肢体不协调的患者来说，使用书本支撑架和固定架有助于阅读（图3-8-6）。

4. 智障学生阅读绘本

智障学生阅读绘本图文并茂，色彩鲜艳，画面精美，一直深受孩子们的喜爱。根据智障儿童思维直观具体、语言发展迟滞等认知特点，可选取情节单一、人物少、内容短、形象直观的阅读绘本，鼓励患儿养成阅读习惯，加深理解，有所感悟（图3-8-7）。

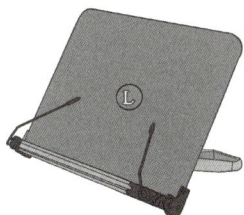

图 3-8-6　书本支撑架和固定架

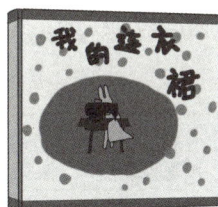

图 3-8-7　智障学生阅读绘本

【技能导入】

张爷爷，70岁，右利手，大学学历，退休高级电脑工程师。某日晨起去公园锻炼，无明显诱因下突发右侧肢体无力，伴言语困难，视物模糊，但无意识障碍，经内科保守治疗，病情稳定后出院。医嘱中提到：出院后应加强与患者的沟通交流，便于评定治疗效果。请为张爷爷适配沟通治疗和沟通训练辅助器具，并教会他使用。

【技能分析】

一、主要健康问题

张爷爷无明显诱因下突发右侧肢体无力，伴言语困难，视物模糊，但无意识障碍。

二、制订方案

对于不同情况导致的言语障碍，其需要的沟通治疗和沟通训练辅助器具也不同。首先，了解并分析张爷爷言语困难的原因，针对性地选择语言及言语类训练辅助器具。其次，张爷爷视力衰弱，视物模糊，可佩戴助视器以提高视觉能力。

三、训练目标

为了使张爷爷更好地融入社会生活，需要引导并训练其使用语言及言语类训练辅助器具、助视器。根据张爷爷言语困难的原因，语言及言语类训练辅助器具需要配合相关肌肉群的力量训练、四个方向的移动张合训练使用。助视器需要配合目标定位、注视、追踪等训练使用。

【技能实施】

一、操作流程

1. 适配原则

对于不同情况导致的言语障碍，其需要的沟通治疗和沟通训练辅助器具也不同。辅助器具适配的合理性决定了患者在使用过程中的安全性和舒适性，是保障患者人身安全的关键环节，适配不合理会导致严重不良后果。

（1）口部构音运动训练器：适配原则如表 3-8-1 所示。

表 3-8-1　口部构音运动训练器的适配

障碍部位	具体症状	辅助器具	备注
下颌运动	发音时下颌运动受限、流口水，咀嚼肌群松弛	咀嚼器	
	下颌肌群综合能力差	下颌运动训练器	
唇运动	唇肌力量和触觉敏感性差，双唇肌张力过高	唇肌刺激器	
	唇横肌、唇直肌、唇角肌及口轮匝肌力量差，灵活性和稳定性差，协调能力差	唇运动训练器	
舌运动	舌头触觉敏感性差	指套型乳牙刷	
	舌肌力量和触觉敏感性差	舌肌刺激器	
	舌尖运动灵活性和稳定性差，舌尖运动模式异常	舌尖运动训练器	
	舌外肌中颏舌肌及舌内肌力量差	舌前位运动训练器	
	舌外肌中腭舌肌、茎突舌肌、舌骨舌肌、颏舌肌力量差，稳定性差，协调能力差	舌后位运动训练器	
软腭运动	悬雍垂的上下运动能力差，鼻音发音差	悬雍垂运动训练器	

（2）助视器：适配原则如表 3-8-2 所示。适配助视器前，应检查患者的眼部情况。

表 3-8-2　助视器的适配

步骤	具体做法	情况	备注
1	问诊，视力检查		
2	眼屈光检查		
3	对比敏感度检查		
4	视野检查		
5	立体视觉检查		
6	色觉检查		
7	眼部检查		
8	助视器适配		

注：（1）要先了解低视力患者的生活习惯、工作性质和预期结果，经常进行户外活动者，可选择远用助视器；有阅读习惯者，可选择近用阅读助视器；经常阅读琴谱、养花养鱼、修理汽车者，可选择适于中距离使用的助视器。

（2）佩戴助视器需要有一个适应过程，只有接受正确指导并反复练习，才能逐渐适应。选择一个合适的助视器不仅能帮助低视力者解决"看"的问题，还能很好地改善他们的心理状态和生活质量。

2. 沟通治疗和沟通训练辅助器具的适应训练

（1）口部构音运动训练器：适应训练如表 3-8-3 所示。

表 3-8-3　口部构音运动训练器的适应训练

类型	具体做法	完成情况	备注
咀嚼器	（1）通过按摩将颞颌关节及其周围的肌肉放松，观察下颌发声时紧张程度； （2）根据下颌打开的幅度和咀嚼肌的力度选择咀嚼器的类型，判断用硬性还是软性； （3）将咀嚼器的一端放入患者口中，让患者张大嘴咬住"咀嚼器"，做大幅度咀嚼运动		
下颌运动训练器	（1）将患者的上牙卡在训练器的上牙槽中，将下牙卡在下牙槽中； （2）让患者主动做抵抗弹力的下颌闭合运动； （3）让患者做下颌开合交替运动，重复数次		
唇肌刺激器	（1）让患者闭合嘴并放松唇，治疗师用唇肌刺激器前端刷患者唇部； （2）对上唇的刺激从上向下，下唇则相反		
唇运动训练器	（1）辅助训练：将唇运动训练器凹面朝上贴在上腭，舌尖抵住训练器小孔，双唇夹住训练器膨大部分，持续 10 秒； （2）抵抗运动训练：双唇夹住唇运动训练器膨大部分，然后治疗师用力往外拉训练器，让患者抵抗外拉力； （3）运动范围训练：双唇夹住唇运动训练器膨大部分，松开双唇再夹住，再松开，持续 20 秒； （4）精准构音训练：双唇夹住唇运动训练器膨大部分，练习唇韵音，然后再进行唇声母与单韵母的轮替		
指套型乳牙刷	（1）治疗师将指套型乳牙刷戴在食指上； （2）让患者张开嘴； （3）治疗师用乳牙刷按照从前向后的顺序刷患者的舌部，再沿中线分别向舌两侧刷，然后再刷舌的两侧缘		
舌肌刺激器	（1）治疗师将舌肌刺激器放在食指上； （2）让患者张开嘴； （3）治疗师用刺激器的前端对患者进行摩擦或点按刺激，刺激时可让患者按照刺激部位的不同而变换舌的运动方向		
舌尖运动训练器	（1）抵抗运动训练：治疗师将舌尖运动训练器凹面朝下贴在上腭，使训练器小孔正好位于上齿龈处，让患者将舌尖伸至训练器中间小孔，随后治疗师将训练器向下压，让患者用力抵抗，持续 10 秒； （2）运动范围训练：前面步骤同上，让患者将舌尖放下，再向上抬小孔，再放下，持续 10 秒		
舌前位运动训练器	（1）抵抗运动训练：治疗师将舌前位运动训练器凹面朝下贴在上腭，使训练器后端正好位于上齿龈处，让患者将舌前部向前伸至训练器后端的凹槽中，然后治疗师将训练器向后推，让患者用力抵抗，持续 10 秒； （2）运动范围训练：前面步骤同上，让患者将舌前部向前上方抬，使舌前端贴着训练器后端的凹槽，然后将舌前部放下，再向前高抬，再放下，通过舌前部的升降交替运动来训练舌前位的运动，持续 20 秒		
悬雍垂运动训练器	（1）将悬雍垂运动训练器上部放在患者鼻下，使训练器下部的开口处对准嘴巴 （2）让患者做塞音加闭元音（使软腭上抬）与鼻音（软腭降低）交替发音训练，尽可能找到最佳鼻腔共振		

（2）助视器：适应训练如表 3-8-4 所示。

表 3-8-4　助视器的适应训练

类型		具体做法	完成情况	备注
目标定位训练	1	将望远镜挂在胸前		
	2	指导者与患者相距 2~3 m		患者需向下注视 20° 左右
	3	指导者先用望远镜调节焦距，直至看清患者，然后二者交换位置，让患者用望远镜调节焦距直至看清指导者		
目标注视训练	1	患者面对墙坐下，距离墙 2~2.5 m		
	2	墙上有目标，让患者描述所看到的内容		
	3	指导者做调节焦距的动作示范		
	4	让患者练习调节焦距		
目标定位注视联合训练	1	使目标与患者眼睛成为一条线中的两点，调节焦距，直至看清目标		
目标跟踪训练	1	指导者在黑板画一条直线		
	2	患者先不使用助视器进行观察，再佩戴助视器进行观察		
	3	指导者画一条更长的线，让患者从线的开端看起，控制自己头部慢慢均匀运动，沿着线看下去直到线的末端		
目标追踪训练	1	训练追踪动态直线运动的目标		
	2	训练追踪动态曲线运动的目标		
目标搜寻训练	1	指导者先画一个搜寻图形，让患者从上到下、从左到右搜寻目标		
	2	实地训练		

二、操作注意事项

（1）操作前应充分了解患者的基本情况。

（2）使用初期应有人协助，并提前示范。

（3）注意与患者的沟通交流方式。

（4）使用过程中应引导患者积极交流。

（5）辅助器具的简单改进、创新等应遵循患者的实际情况。

【实践思考】

（1）面对部分不愿意进行交流的患者，你应当如何处理？

（2）对于上肢有残疾的患者，在沟通治疗和沟通训练辅助器具的适配过程应注意哪些问题？

（3）对其他不同类型患者进行沟通治疗和沟通训练辅助器具的适配。

【技能工单】

技能名称	沟通治疗和沟通训练辅助器具的选择与应用	学时		培训对象	
学生姓名		联系电话		操作成绩	
操作设备		操作时间		操作地点	
技能目的	1. 掌握各类沟通治疗和沟通训练辅助器具的使用方法。 2. 学会根据患者的具体情况选择适合的沟通治疗和沟通训练辅助器具。 3. 能正确使用各类沟通治疗和沟通训练辅助器具。 4. 能正确指导他人使用沟通治疗和沟通训练辅助器具。 5. 具备与患者的沟通交流能力。				
技能实施	病情分析				
	沟通治疗和沟通训练辅助器具的选择				
	身体参数测量				
	沟通治疗和沟通训练辅助器具的参数调节				
	沟通治疗和沟通训练辅助器具使用方法				
	示范实践				
	学习体会				
教师评价					

【活页笔记】

技能名称	沟通治疗和沟通训练辅助器具的选择与应用	姓名		学号	
实践要求	结合技能实施流程，开展实践练习。3人进行沟通治疗和沟通训练辅助器具适配的模拟操作，1人扮演老年人，1人扮演老年人家属，1人进行模拟操作。完成后再交换角色实践练习。				
实践心得体会					
反思与改进					
教师评价					

技能 9
社交技能训练辅助器具的选择与应用（FJ-9）

【技能目标】

知识目标

（1）掌握各种社交技能训练辅助器具的使用特点。

（2）熟悉各种社交技能训练辅助器具的适配和使用。

（3）了解社交技能训练辅助器具的种类和材质。

能力目标

（1）能根据患者的实际情况选择合适的社交技能训练辅助器具。

（2）能根据患者的实际情况对社交技能训练辅助器具进行个性化设置。

（3）掌握各种社交技能训练辅助器具，并对患者进行指导。

素质目标

（1）通过根据患者情况进行社交技能训练辅助器具适配，培养学生分析问题、解决问题的能力。

（2）通过社交技能训练辅助器具的个性化设置，培养学生的思考能力。

（3）通过对患者进行使用方法指导，培养学生友善、耐心、细心的品质。

【相关知识】

社交技能训练辅助器具是指有助于学习与外界沟通交流的方式、帮助提高社交能力的设备、系统或方式。社交技能训练辅助器具能帮助有需要的人更好地与外界进行沟通交流，使其融入社会生活。

1. AAC 辅助沟通系统

AAC 辅助沟通系统，全称 augmentative and alternative communication system，分为无科技 AAC、低科技 AAC、中科技 AAC 和高科技 AAC（图 3-9-1）。对于存在智力障碍或精神问题的患者，使用 AAC 辅助沟通系统有助于更直观地与他人进行交流。无科技 AAC 是指任何通过非言语交流来分享信息的方式；低科技 AAC 包括打印出来的沟通书本和沟通板，通常用符号来代表人物、地点和事物；中科技 AAC 是指利用较为简单的科技与他人进行交流，例如简易电子沟通板（图3-9-2），一般是由一些简单的按钮加上录音组成的；高科技 AAC 是指具有语音输出功能的设备（speech generating device，SGD），一般具备语音发声功能，内置符号及沟通板，当使用者点击图片符号时，设备会发出声音，反复提供言语示范，让使用者理解图片符号所代表的词应该如何发声。

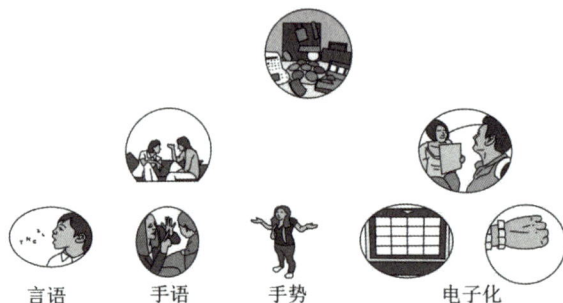

言语　　　　手语　　　　手势　　　　　电子化

注意：AAC 辅助沟通系统不是越高科技越好，高科技 AAC 并不适用于所有人

图 3-9-1　AAC 辅助沟通系统

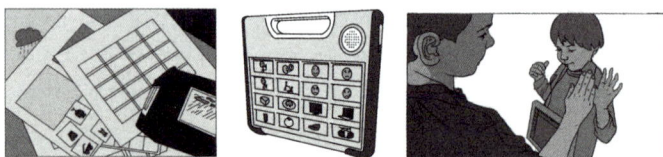

图 3-9-2　简易电子沟通板

2. 玩教辅助器具

对于存在智力障碍或精神问题的患者，使用玩教辅助器具有助于提高其认知、沟通和学习能力。

（1）卡片教具：包括实物卡片、字母卡片、数字卡片、汉字卡片以及益智类游戏卡片等，简单易懂，直观清晰（表3-9-1，图3-9-3）。

表 3-9-1 卡片教具的特点

序号	类型	特点
1	实物卡片	实物卡片是将日常的实物图案印在卡片上,非常直观,便于随时随地教患者认识新事物
2	字母卡片、数字卡片、汉字卡片	字母卡片、数字卡片、汉字卡片是将字母、数字、汉字印在卡片上,非常直观,简单易懂,便于让患者学习最基本的知识
3	益智类游戏卡片	利用卡片进行一些益智类游戏,如涂色、数数等,便于让患者感知颜色、数字等

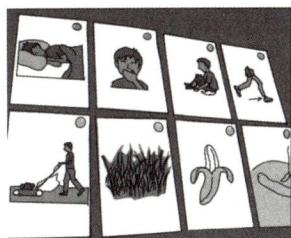 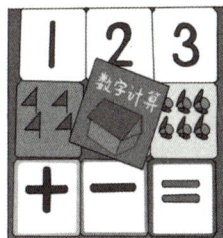 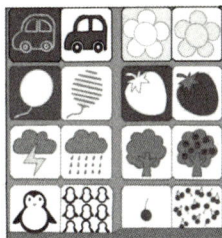

（a）实物卡片　　　　　　　　（b）数字卡片　　　　　　　　（c）益智类游戏卡片

图 3-9-3 卡片教具

（2）操作类教具：包括球类玩具、穿孔珠子、积木等,可培养患者的操作能力、分析能力、协调能力和注意力等（表 3-9-2,图 3-9-4）。

表 3-9-2 操作类教具的特点

序号	类型	特点	适用人群
1	盲人乒乓球	针对盲人设计的乒乓球,内置铃铛,盲人可根据声音辨别乒乓球的位置,有助于锻炼反应力和注意力	适用于盲人
2	球类玩具	有助于锻炼患者的运动能力、平衡能力、反应力和注意力	适用于智力、精神残疾患者
3	穿孔珠子	有助于锻炼患者的注意力,以及对颜色、数字、加减法的认知能力	适用于智力、精神残疾患者
4	积木	有助于锻炼患者的手眼协调能力、空间知觉,以及对颜色、形状、大小、数字、多少的认知能力	适用于智力、精神残疾患者

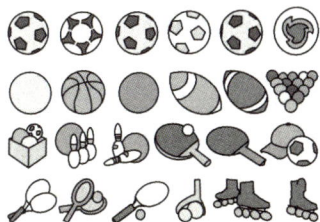 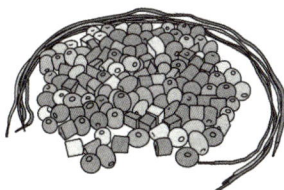 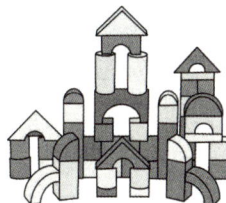

（a）球类教具　　　　　　　　（b）穿孔珠子教具　　　　　　　　（c）积木

图 3-9-4 操作类教具

（3）言语类教具：包括看图识字、钟表、家居玩具（锅碗瓢盆）、布口袋（内装软硬、大小不同的物件）,有助于患者积极交流（表 3-9-3,图 3-9-5）。

表 3-9-3　言语类教具的特点

序号	类型	特点	适用人群
1	看图识字	训练患者的认知及分类配对能力，同时可通过互动锻炼患者的言语能力	适用于智力、精神残疾患者及自闭症患者
2	钟表	训练患者的认知能力，使其认识时间，同时可通过互动锻炼患者的言语能力	适用于智力、精神残疾患者
3	家居玩具	训练患者的认知能力，指导其进行精细运动，同时可通过互动锻炼患者的言语能力	适用于智力、精神残疾患者
4	布口袋	训练患者的触觉分辨能力，使其对形状、大小有所认识，同时可通过互动锻炼患者的言语能力	适用于智力、精神残疾患者

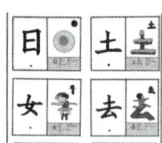 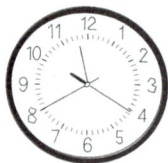 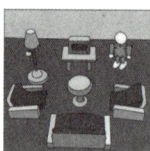 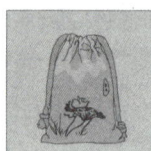

（a）看图识字　　　　（b）钟表　　　　（c）家居玩具　　（d）布口袋

图 3-9-5　言语类教具

（4）智力开发类教具：即能提高患者智力的教具，如棋盘类玩具、魔方、儿童故事机、游戏机等（表 3-9-4，图 3-9-6）。

表 3-9-4　智力开发类教具的特点

序号	类型	特点	适用人群
1	棋盘类玩具	培养患者的逻辑能力、注意力和智力	适用于智力、精神残疾患者
2	魔方	培养患者的思考能力和智力	适用于智力、精神残疾患者
3	儿童故事机	培养患者的思考能力、注意力和智力	适用于智力、精神残疾患者及视觉障碍患者
4	游戏机	益智游戏可开发智力，游戏机外形小巧，方便携带	适用于智力、精神残疾患者

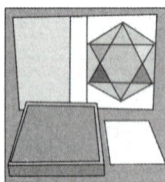 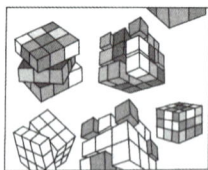 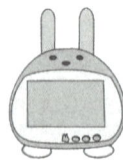 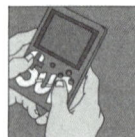

（a）棋盘类玩具　　　（b）魔方　　　（c）儿童故事机　　（d）游戏机

图 3-9-6　智力开发类教具

3. 盲用休闲训练辅助器具

盲用休闲训练辅助器具适用于视觉障碍患者，如图 3-9-7 所示。

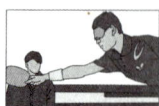 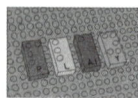

（a）盲人乒乓球　　（b）盲人魔方　　（c）盲人积木　　（d）盲人写字板

图 3-9-7　盲用休闲训练辅助器具

【技能导入】

甜甜是一位 5 岁的小女孩，属于智力低下儿童，无法进行很多生活基本活动。请为甜甜适配社交技能训练辅助器具，并教会她使用。

【技能分析】

一、主要健康问题

甜甜年龄偏小，且智力低下，不能流畅地进行社交活动。

二、制订方案

（1）甜甜年龄偏小，可选择适龄的社交技能训练辅助器具，如玩教类，既操作简单，又可以耍玩，易引起儿童兴趣。

（2）甜甜不能流畅地进行社交活动，可选择言语类教具，如看图识字。

（3）甜甜智力低下，可选择智力开发类教具，如游戏机。

三、训练目标

训练过程中注意随时关注甜甜的心理状况，在互动交流时感知甜甜的情绪。训练程度由简单到复杂，训练内容由易到难，从生活常识到社会认知，再到自控能力，循序渐进。

【技能实施】

一、社交技能训练辅助器具的适配

社交技能训练辅助器具的适配需要考虑使用地点（室内或室外）、患者身体情况、患者心理情况等因素，如表 3-9-5 所示。

表 3-9-5　适配原则

序号	患者情况		适配类型	特点
1	使用地点	家用	低科技 AAC	包含基本生活需求的图形，可满足简单需要
		日常生活	中科技 AAC	包含日常生活常见图形，且带有语音功能
		上班、上学	高科技 AAC	包含多种功能，可满足较高程度的生活需求
2	身心状况	患有自闭症等，不愿说话	高科技 AAC	形式复杂多样，画面有趣，容易引起患者交流兴趣
		智力低下，无法进行复杂交流	低科技 AAC	操作简单，方便记忆

二、社会技能训练辅助器具的适应训练

根据不同类型的患者，以及社会技能训练辅助器具的使用情况，完成以下训练，如表 3-9-6 和图 3-9-8 所示。

表 3-9-6　适应训练

类型	具体做法	完成情况	备注
生活常识	了解数字、加减法等概念		
	学会简单运算,如计算糖果数量		
	学会分类		
	学会排序		
	了解空间概念,如指路训练		
	测量长度,如比高矮		
	了解时间,如报时训练		
	了解速度,如跑步训练		
	了解因果概念		
	了解语言、词汇等,如讲故事		
社会认知	对人和物的区分,如判断布娃娃能否长大		
	对他人的认知,对他人情绪的感知		
	自我认知		
	对人际关系的认知,如同伴关系		
	道德认知,不能撒谎		
	心理理论,表情、愿望、信念等		
信息加工能力	对信息的获得、加工和使用,包括知觉、记忆、解决问题的能力		
	元认知,认识自己的思维过程		
自控能力	自我控制,即有意识地抑制不符合社会要求的行为,以适应环境需求,如饭前洗手		
	抗拒诱惑,如现在要能得到 1 颗糖果,如果能等 2 个小时,则能得到 2 颗糖果		
读写能力	阅读,包括识字、理解、表达、复述等		
	写字,手的精细运动,如握笔、运笔等		

注：（1）社交是人与外界进行沟通的活动。

　　（2）不可做患者抗拒的活动,以免使患者产生排斥心理。

　　（3）做患者能力范围内的活动,循序渐进。

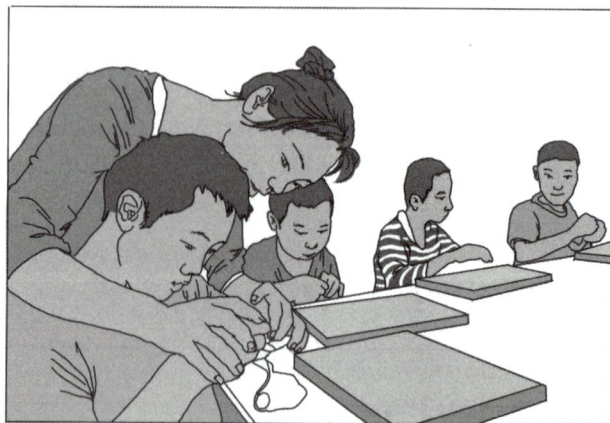

图 3-9-8　培养智障儿童的动手能力

三、操作注意事项

（1）操作前应充分了解患者的基本情况。

（2）使用初期应有人协助，并提前示范，保证患者的安全。

（3）根据患者的实际情况，进行辅助器具的合理配置。

（4）注意与患者的沟通交流方式。

（5）辅助器具的简单改进、创新等应遵循患者的实际情况。

【实践思考】

（1）面对部分儿童智力低下，无法正常沟通，你会怎么处理？

（2）面对自我意识过强、不愿意听取他人意见的患者，你会怎么处理？

【技能工单】

技能名称	社交技能训练辅助器具的选择与应用	学时		培训对象	
学生姓名		联系电话		操作成绩	
操作设备		操作时间		操作地点	
技能目的	1. 掌握社交技能训练辅助器具的种类及其特点。 2. 学会适配社交技能训练辅助器具。 3. 能正确使用各类社交技能训练辅助器具。 4. 能正确指导他人使用社交技能训练辅助器具。 5. 尊重残疾人，关爱残疾人，具备精益求精的工匠精神。				
技能实施	社交技能训练辅助器具处方				
	示范实践				
	学习体会				
教师评价					

【活页笔记】

技能名称	社交技能训练辅助器具的选择与应用	姓名		学号	
实践要求	结合技能实施流程，开展实践练习。3 人进行社交技能训练辅助器具适配的模拟操作，1 人扮演患者，1 人扮演患者家属，1 人进行模拟操作。完成后再交换角色实践练习。				
实践心得体会					
反思与改进					
教师评价					

技能 10
输入器件控制辅助器具的选择与应用（FJ-10）

【技能目标】

知识目标

（1）掌握各种输入器件控制辅助器具的使用特点。

（2）熟悉各种输入器件控制辅助器具的适配和使用。

（3）了解输入器件控制辅助器具的种类和材质。

能力目标

（1）能根据患者的实际情况选择合适的输入器件控制辅助器具。

（2）能根据患者的实际情况对输入器件控制辅助器具进行个性化设计。

（3）掌握输入器件控制辅助器具的使用方法，并对患者进行指导。

素质目标

（1）通过根据患者情况进行输入器件控制辅助器具适配，培养学生分析问题、解决问题的能力。

（2）通过输入器件控制辅助器具的个性化设计，培养学生的动手实践能力和思考能力。

（3）通过对患者进行使用方法指导，培养学生的沟通交流能力。

【相关知识】

输入器件控制辅助器具是指训练使用鼠标、键盘等能力的辅助器具，主要针对需要改善电脑操作、物品控制等能力的患者，适用于视力、肢体、智力、精神残疾患者。输入器件控制辅助器具主要包括感官训练辅助器具、手腕支撑器、替代性键盘、替代性鼠标等。输入器件控制辅助器具能够帮助患者更好地操控电脑等物品。

1. 感官训练辅助器具

对于存在身体障碍或精神问题的患者，使用感官训练辅助器具可帮助训练患者的控制能力。感官训练辅助器具种类较多，针对视觉障碍患者的辅助器具有感统插棍、触摸板等，针对肢体功能障碍患者的辅助器具有握力训练器、手指康复训练器等（图 3-10-1）。

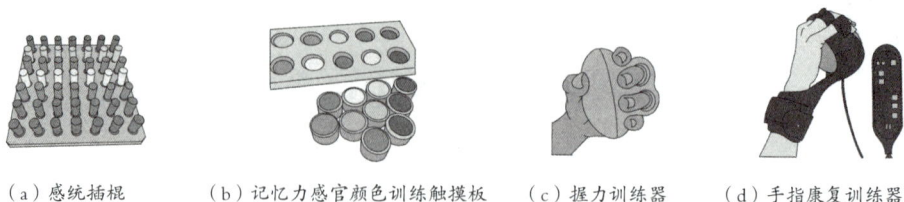

（a）感统插棍　　（b）记忆力感官颜色训练触摸板　　（c）握力训练器　　（d）手指康复训练器

图 3-10-1　感官训练辅助器具

2. 鼠标、键盘辅助设备

肢体功能障碍患者可通过手腕支撑器、替代性键盘、替代性鼠标等特殊输入装置来操作电脑。

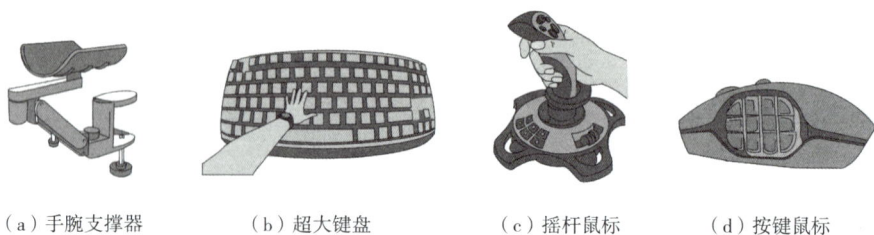

（a）手腕支撑器　　（b）超大键盘　　（c）摇杆鼠标　　（d）按键鼠标

图 3-10-2　鼠标、键盘辅助设备

【技能导入】

张爷爷，62 岁，一次意外事故导致其手指活动功能受损，但因个人兴趣和习惯，需要经常使用电脑。请为张爷爷适配输入器件控制辅助器具，并教会他使用。

【技能分析】

一、主要健康问题

张爷爷手指活动功能受损。

二、制订方案

张爷爷因事故手指不能灵活操作，根据其需求，即需要操作电脑和鼠标，可适配鼠标、键盘辅助设备，如手腕支撑器、超大键盘和摇杆鼠标。

三、训练目标

需要引导并训练张爷爷使用鼠标、键盘辅助设备，训练内容主要以手指运动和手掌抓握为主，超大键盘有助于单个手指的屈伸练习，摇杆鼠标有助于抓握练习。

【技能实施】

一、输入器件控制训练器具的适配

输入器件控制辅助器具的适配需要考虑使用地点（室内或室外）、患者肢体情况、患者智力情况等因素（表 3-10-1）。

表 3-10-1　适配原则

患者情况		适配类型	特点
视觉障碍患者	视力低下，视物困难	触摸板	通过触觉实现输入器件控制
肢体功能障碍患者	手指活动受限	头控杆、口含棒	可代替手指操控输入器件
	肌张力不正常	超大键盘	帮助手部动作技巧不佳者更好地操控输入器件
	手部变形	标准键盘加洞洞控制板	帮助患者感知并操控输入器件
	肘、腕活动受限	手臂、手腕支撑器	避免手臂、手腕用力
	腕、掌、指关节活动受限	掌套式敲击器、侧套式敲击器、腕套式敲击器	用手掌、手腕敲击，避免受限关节用力
	手完全没有操作能力	嘴控鼠标、头控鼠标	通过嘴巴或头部的动作操控输入器件
智力、精神障碍患者	智力低下	记忆力感官颜色训练触摸板	训练智力、记忆力、感知能力等

注：（1）若患者的智力和肢体能力都有问题，可同时适配多种输入器件控制辅助器具。

（2）输入器件控制辅助器具适配前，需要对患者的感官能力、肢体运动能力、智力等各方面进行评估。

二、输入器件控制辅助器具的适应训练

根据不同类型的患者，以及输入器件控制辅助器具的使用情况，完成以下训练，如表 3-10-2 和图 3-10-3 所示。

表 3-10-2　适应训练

类型	具体做法	完成情况	备注
手指训练	将左手的食指与中指并拢，无名指与小指并拢，二者用力张开		
	训练食指、中指、无名指、小指的大关节，使其在外力帮助下，能做到与手背垂直甚至更多		
	将食指与中指向前伸直，同时尽力将无名指与小指向后伸直		
	练习无名指与中指的"分家"		
手掌训练	空手抓握数次		
	将双手十指伸直张开，握拳后立刻放松，再握拳，再放松，重复数次		
	双手各拿两瓶矿泉水，自然下垂		

注：（1）训练内容从简单到复杂，运动不可过量，以免超出患者承受范围造成损伤。

（2）不可做患者抗拒的活动，以免使患者产生排斥心理。

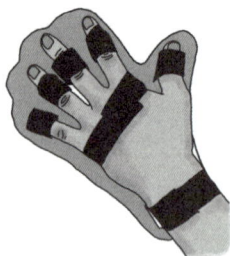

图 3-10-3　分指板

三、操作注意事项

（1）操作前应充分了解患者的基本情况。

（2）使用初期应有人协助，并提前示范，保证患者的安全。

（3）根据患者的实际情况，进行辅助器具的合理配置。

（4）注意与患者的沟通交流方式。

（5）辅助器具的简单改进、创新等应遵循患者的实际情况。

【实践思考】

（1）面对手指完全失去知觉的患者，你会怎么适配辅助器具？

（2）面对自我意识过强、不愿意听取他人意见的患者，你会怎么处理？

【技能工单】

技能名称	输入器件控制辅助器具的选择与应用	学时		培训对象	
学生姓名		联系电话		操作成绩	
操作设备		操作时间		操作地点	
技能目的	1. 掌握输入器件控制辅助器具的种类及其特点。 2. 学会适配输入器件控制辅助器具。 3. 能正确使用各类输入器件控制辅助器具。 4. 能正确指导他人使用输入器件控制辅助器具。 5. 尊重残疾人,关爱残疾人,具备精益求精的工匠精神。				
技能实施	输入器件控制辅助器具处方				
	示范实践				
	学习体会				
教师评价					

【活页笔记】

技能名称	输入器件控制辅助器具的选择与应用	姓名		学号	
实践要求	结合技能实施流程，开展实践练习。3 人进行输入器件控制辅助器具适配的模拟操作，1 人扮演老年人，1 人扮演老年人家属，1 人进行模拟操作。完成后再交换角色实践练习。				
实践心得体会					
反思与改进					
教师评价					

模块 4：个人生活自理和身体防护辅助器具

【模块描述】

随着人口老龄化的不断加深，老年人失能问题逐渐成为养老难题之一，而个人生活自理和身体防护辅助器具的使用能够提高使用者的生活自理和防护能力。

个人生活自理和身体防护辅助器具，是指有助于穿脱衣物和鞋袜、身体防护、个人卫生的辅助器具，适用于大小便失禁或造口术后患者。个人生活自理和身体防护辅助器具可帮助使用者提高生活自理能力，满足其日常生活需要。

【学习目标】

掌握

（1）穿脱衣物和鞋袜辅助器具的适配和评估。

（2）身体防护和身体稳定辅助器具的适配和评估。

（3）个人卫生辅助器具的适配和评估。

熟悉

（1）穿脱衣物和鞋袜辅助器具的使用方法。

（2）身体防护和身体稳定辅助器具的使用方法。

（3）个人卫生辅助器具的使用方法。

了解

（1）穿脱衣物和鞋袜辅助器具的种类、特点、功能。

（2）身体防护和身体稳定辅助器具的种类、特点、功能。

（3）个人卫生辅助器具的种类、特点、功能。

技能 11
穿脱衣物和鞋袜辅助器具的选择与应用（FJ-11）

【技能目标】

知识目标

（1）掌握各种穿脱衣物和鞋袜辅助器具的特点。

（2）熟悉各种穿脱衣物和鞋袜辅助器具的功效。

（3）了解穿脱衣物和鞋袜辅助器具的种类。

能力目标

（1）能够根据患者的实际情况适配穿脱衣物和鞋袜辅助器具。

（2）能够根据患者的实际情况评估穿脱衣物和鞋袜辅助器具。

（3）掌握穿脱衣物和鞋袜辅助器具的使用方法，并对患者进行指导。

素质目标

（1）通过根据患者情况进行穿脱衣物和鞋袜辅助器具适配与评估，培养学生分析问题、解决问题的能力。

（2）通过穿脱衣物和鞋袜辅助器具改造、个性化适配等训练，培养学生的动手实践能力。

（3）通过对患者进行使用方法指导，培养学生关爱老年人、尊重老年人的品质。

【相关知识】

穿脱衣物和鞋袜辅助器具是指方便老年人穿脱衣物和鞋袜的辅助器具，包括定制衣物和鞋类、穿脱衣物和鞋袜的辅助产品，具有结构简单、使用便捷等特点。

1. 定制衣物和鞋类

（1）连裤服：适用于辅助肢体功能障碍患者、老年人，防雨、防雾、防风，全天候都能穿且穿脱方便。例如拉链式轮椅雨衣，使用防水尼龙材料，带有里衬和风帽，专为患有肢体功能障碍需要乘坐轮椅的人群设计，可遮住头部、身体、双臂和双腿（图4-11-1）。

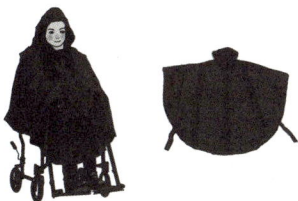

图 4-11-1　拉链式轮椅雨衣

（2）分指手套和不分指手套：适用于辅助肢体功能障碍、手感觉障碍患者，可保暖并保护手部，避免受伤。例如防震分指手套，由多块皮革缝合而成，衬层采用防震材料，手套背面为合成弹力纤维，可保持良好的透气性，专为患有关节炎、肌腱炎、腕管综合征的人群设计，能有效缓解手部承受的震动和冲击，防污垢，方便清洗（图 4-11-2）。

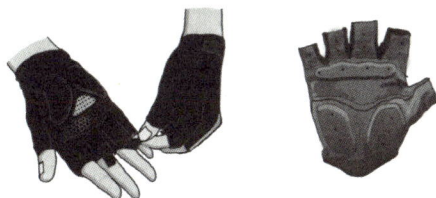

图 4-11-2　防震分指手套

（3）定制衣服和长裤：适用于肢体功能障碍患者、老年人，穿着舒适，穿脱方便。例如长袖衬衫，一般为涤纶或棉织品，魔术贴开襟，可设或不设摆缝开口，衬衫前面有胸袋和假纽扣，专为患有精细运动障碍、智力障碍、脊髓损伤的人群设计，不用抬手就可轻松穿上（图 4-11-3）。再如休闲牛仔裤，一般由可洗纯棉牛仔布制成，弹性腰带可调松紧，裤腰带有环便于提裤，下裆缝开口处内侧用摁扣或魔术贴，外裆用拉链开口，专患有严重肢体功能障碍的人群设计，穿脱方便（图 4-11-4）。

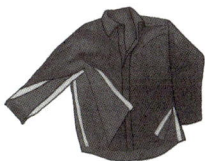

图 4-11-3　长袖衬衫

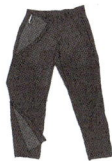

图 4-11-4　休闲牛仔裤

（4）定制鞋和靴：适用于肢体功能障碍患者、老年人，穿脱方便。例如病患鞋，采用多孔透明尼龙材料制成，塑料防滑底，魔术贴扣带，鞋前端不可折，专为患有脚畸形、肢体功能障碍的人群设计，轻便防滑，也可用于术后涂抹创伤敷料或石膏（图 4-11-5）。

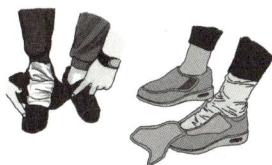

图 4-11-5　病患鞋

（5）鞋和靴的防滑辅助产品：适用于肢体功能障碍患者，安装在鞋上，起防滑作用。例如防滑鞋套，能套在大多数型号的鞋上，底部有6颗耐磨钉，有助于使用者在结冰道路上平稳行走，专为患有步行障碍、平衡障碍的人群设计（图4-11-6）。

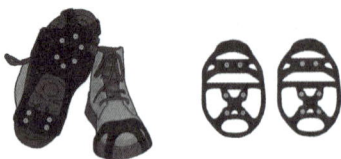

图 4-11-6　防滑鞋套

2. 穿脱衣物和鞋袜的辅助产品

（1）穿脱短袜或连裤袜的辅助产品：适用于肢体功能障碍患者，方便穿脱袜子。例如穿袜器，由带双侧把手的金属架组成，专为患有关节炎、下肢功能障碍的人群设计，将袜子撑开套在架子上，手扶把手即可将脚穿进袜子里（图4-11-7）。

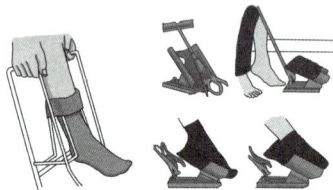

图 4-11-7　穿袜器

（2）鞋拔和脱鞋器：适用于肢体功能障碍患者，方便穿脱鞋。例如加长鞋拔，由防滑的乙烯长把手和尼龙挂环组成，便于悬挂存放，专为无法弯腰够到脚的人群设计（图4-11-8）。再如脱鞋器，前端带弧形凹槽的木制品，使用时一只脚踏在脱鞋器上，将另一只脚卡在前端凹槽辅助脱靴，专为脱鞋困难的人群设计（图4-11-9）。

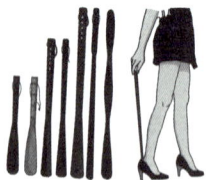

图 4-11-8　加长鞋拔

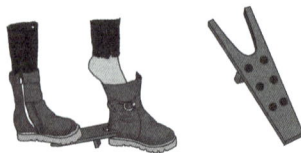

图 4-11-9　脱鞋器

（3）穿衣夹：适用于肢体功能障碍患者，穿衣时用穿衣夹将衣服固定，方便穿衣。穿衣夹由两个固定在墙上的夹子组成，其高度低于人的肩部。穿衣时先用一只手将外套的两肩内朝外用两个夹子固定，然后将手臂伸进袖子里，向前走即可将衣服从夹子上取下，轻松穿上衣服（图4-11-10）。穿衣夹专为肩部活动受限（如患有卒中、多发性硬化症、关节炎）的人群设计。

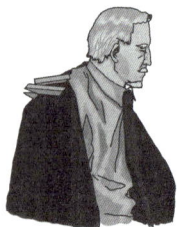

图 4-11-10　穿衣夹

（4）穿脱衣钩和穿脱衣棍：适用于肢体功能障碍患者，便于穿脱衣物时固定或抓握衣物。例如穿衣杆，由杆、衣钩和挂钩组成，采用表面喷塑铝合金制成，专为弯腰困难、行动受限、只能用一只胳膊或手的人群设计（图4-11-11）。

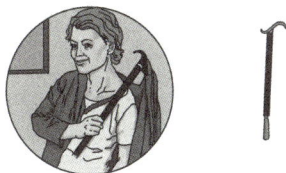

图 4-11-11　穿衣杆

（5）拉链辅助装置：适用于肢体功能障碍患者，帮助其独立使用拉链。拉链辅助装置由较大且易握的手柄和铁钩组成，专为运动协调功能不好、手部无力握紧的人群设计（图4-11-12）。

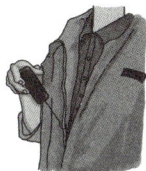

图 4-11-12　拉链辅助装置

（6）系扣钩：适用于手功能障碍患者，帮助其系扣、解扣。例如纽扣钩，由手柄和钢丝圈组成，专为手指灵活度受限、只能用一只胳膊或手的人群设计（图4-11-13）。

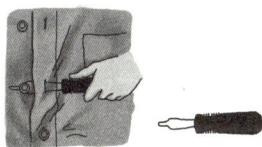

图 4-11-13　纽扣钩

【技能导入】

王奶奶，65岁，160 cm，体重57 kg，退休职工。因意外滑倒导致左手臂前臂截肢，脊柱损伤不能弯腰，在医院接受手术治疗，病情稳定后出院。请为王奶奶适配穿脱衣物和鞋袜辅助器具，并教会她使用。

【技能分析】

一、主要健康问题

（1）一只手臂缺失：左手臂前臂截肢。

（2）不能弯腰：脊柱损伤。

二、制订方案

根据王奶奶的健康问题，需要选择可以替代左手臂功能和辅助弯腰的穿脱衣物和鞋袜辅助器具，如加长鞋拔、穿脱衣钩、穿脱衣棍等。

三、训练目标

为王奶奶适配穿脱衣物和鞋袜辅助器具，使其能够独立穿脱衣物和鞋袜。

【技能实施】

一、操作流程

评估老年人的需求和生活环境，为老年人适配穿脱衣物和鞋袜辅助器具。

1. 综合评估

综合评估如表 4-11-1 所示。

表 4-11-1　个人生活自理和身体防护辅助器具适配评估报告

<table>
<tr><td colspan="5">辅助器具适配评估单位：</td><td colspan="4">个案编号：</td></tr>
<tr><td>姓名</td><td></td><td>性别</td><td></td><td>出生
年月日</td><td></td><td>职业</td><td></td><td>文化
程度</td></tr>
<tr><td colspan="2">身份证号</td><td></td><td colspan="2">家庭
住址</td><td colspan="4"></td></tr>
<tr><td colspan="2">疾病诊断</td><td></td><td colspan="2">联系
电话</td><td colspan="4"></td></tr>
<tr><td rowspan="4">辅助器具
使用史</td><td colspan="2" rowspan="1">曾用辅助器具名称</td><td colspan="2">开始使用时间</td><td>使用情况
及效果</td><td colspan="3">使用状态</td></tr>
<tr><td colspan="2"></td><td colspan="2"></td><td></td><td colspan="3">□经常用　□偶尔用　□弃用</td></tr>
<tr><td colspan="2"></td><td colspan="2"></td><td></td><td colspan="3">□经常用　□偶尔用　□弃用</td></tr>
<tr><td colspan="2"></td><td colspan="2"></td><td></td><td colspan="3">□经常用　□偶尔用　□弃用</td></tr>
<tr><td colspan="9">一、个人活动能力困难程度评价</td></tr>
<tr><td colspan="3" rowspan="2"></td><td rowspan="2">得分</td><td colspan="2">是否有困难</td><td colspan="3">困难程度评分</td></tr>
</table>

			得分	是	否	1	2	3	4	5
1.个人活动能力										
移动										
改变、保持身体姿势	改变身体的基本姿势（躺、蹲、坐、站等）									
	保持一种身体姿势（坐姿、站姿、蹲姿）										
	移动自身（坐或躺时移动）									

		得分	是否有困难		困难程度评分				
			是	否	1	2	3	4	5
搬运、移动、操纵物体	举起、搬运物体								
	用下肢移动物体（推、踢等）								
	精巧手的使用（拾起、抓住、放开等）								
	手和手臂的使用（拉、推、伸、转动、抛）								
步行、移动	步行（距离<1km、距离>1km、斜面、不平坦面）								
	在不同地点到处移动（住所内到处移动）								
	利用设备到处移动								
利用交通工具移动	利用交通工具（人力、机动、公共交通工具）								
	驾驶								
2. 自理能力									
盥洗自身（洗澡、洗脸、手、脚、等）									
护理身体各部（护理牙齿、头发、指甲）									
如厕（大、小便控制，月经护理）									
穿着（穿脱上、下衣及鞋袜等）									
进食（使用各种餐具）									
饮水（手持饮料或使用吸管）									

二、身体功能及障碍评估

1. 感觉功能

本体感觉	□正常 □减退 □消失	触觉功能	□正常 □减退 □消失
感受温度、振动、压力和有害刺激的感觉功能		□正常 □减退 □消失	
视觉	□正常 □低视力 视力：左 右 视野：□缺损 □无 色觉：□色弱 □色盲		
听觉	□正常 □轻度听障 □中度听障 □重度听障 □全聋		

2. 神经肌肉骨骼和运动有关的功能

关节活动功能	□正常 □受限 □畸形部位		
关节稳定功能	□正常 □减弱 □异常部位		
脊柱	□正常 □受限 □畸形部位		
肌力	□左上肢 □右上肢	□正常 □低下	
	□左下肢 □右下肢	□正常 □低下	
	躯干	□正常 □低下	
	左上肢耐力	□正常 □尚可 □不好 □极差	右上肢耐力 □正常 □尚可 □不好 □极差

续表

肌力	左下肢耐力	□ 正常 □ 尚可 □ 不好 □ 极差	右下肢耐力	□ 正常 □ 尚可 □ 不好 □ 极差
肌张力	头、颈	□ 正常 □ 低下 □ 高张	躯干	□ 正常 □ 低下 □ 高张
	左上肢	□ 正常 □ 低下 □ 高张	右上肢	□ 正常 □ 低下 □ 高张
	左下肢	□ 正常 □ 低下 □ 高张	右下肢	□ 正常 □ 低下 □ 高张

3. 运动功能	
平衡协调反应	□ 无 □ 有 说明：
随意运动控制	□ 正常 □ 尚可 □ 不好 □ 极差 说明：
步态功能	□ 痉挛步态 □ 偏瘫步态 □ 截瘫步态 □ 不对称步态 □ 跛行和强直步态 □ 其他
步行能力	□<50 m □50~100 m □101~300 m □301~500 m □501~1000 m
身体结构	□ 正常 □ 缺如 说明：

三、环境评估	
居家、社区障碍	住所内：□ 卧室 □ 卫生间 □ 床上 □ 餐桌、书桌 □ 厨房 □ 其他 住所外：□ 社区 □ 超市 □ 银行 □ 其他
	□ 生活环境 □ 移动环境 □ 交流环境

四、辅助器具适配评估服务建议				
功能障碍简况				
辅助器具适配目的				
辅助器具处方	建议辅助器具名称及型号	人体测量参数	功能要求	辅助器具作用
辅助器具训练要求				
注意事项				
评估人员：			日期：	

2. 适配

根据以上评估结果，为患者适配穿脱衣物和鞋袜辅助器具。适配记录表如表 4-11-2 所示。

表 4-11-2　辅助器具适配记录表

辅助器具适配单位：				个案编号：			
一、基本信息							
姓名		性别		年龄		电话	
主要功能障碍							

适配辅助器具类型	□ 医疗辅助器具　□ 训练技能辅助器具　□ 假肢、矫形器　□ 护理和防护辅助器具
	□ 移动护具　□ 家务辅助器具　□ 家具及配件　□ 沟通和信息辅助器具 □ 处理物品的辅助器具　□ 环境改善辅助器具　□ 休闲辅助器具
	□ 教育辅助器具　□ 生活辅助器具　□ 就业辅助器具　□ 建筑物改造辅助器具
	□ 成品　□ 生组合技术　□ 改制　□ 定制

二、辅助器具适配情况记录

辅助器具名称	数量	辅助器具设计要求及目的	规格型号	主要部件及厂名	备注
定、改制记录					
附件资料					

三、适配检验

辅助器具适配结果是否符合原处方要求	□ 完全符合 □ 功能、形式与原处方符合,部分规格及零配件略有出入,但大致符合 □ 功能、形式与原处方有显著差异,不符原处方精神 □ 建议调整处方 □ 其他说明:
修改调整与使用训练	□ 不需要修改调整 □ 经修改调整后已符合使用要求 □ 建议加强使用训练 □ 其他要求:
辅助器具适配前后对比评价	适配前困难程度 "△"___问题,"○"___问题,"◇"___问题 活动限定值 % 0 5　　25　　50　　95 100 适配后困难程度 活动限定值 % 0 5　　25　　50　　95 100
使用注意事项	

适配者	检验	日期	审核	日期

3. 跟踪回访

跟踪回访记录表如表 4-11-3 所示。

表 4-11-3　跟踪回访记录表

回访人员:　　　　服务地域:　　区　　街道　　社区　　　电话:

个案标号:

回访项目名称:

回访日期:　　年　月　日

基本情况	个案姓名		性别		出生日期		开案时间	
	家庭地址				联系电话		残疾类型与等级	
	生活自理	□完全自理 □需要他人部分帮助 □完全依赖他人帮助						

辅助器具适配的回访情况	适配辅助器具类型	□医疗辅助器具 □训练技能辅助器具 □假肢、矫形器 □护理和防护辅助器具
		□移动护具 □家务辅助器具 □家具及配件 □沟通和信息辅助器具
		□处理物品的辅助器具 □环境改善辅助器具 □休闲辅助器具

	适配辅助器具名称	辅助器具适配时间	辅助器具适配状态	辅助器具使用情况
			□首次 □第二次 □第　次	□坚持使用　小时/天 □弃用
			□首次 □第二次 □第　次	□坚持使用　小时/天 □弃用
			□首次 □第二次 □第　次	□坚持使用　小时/天 □弃用

	适配辅助器具主要作用	□稳定和支持 □固定和保护 □预防/矫正畸形 □抑制痉挛 □提高功能 □代偿肢体部分功能 □其他:
	辅助器具适用环境	室内:□卧室 □洗手间 □床上 □餐桌、书桌 □其他: 室外:□社区 □学校 □工作场所 □外出 辅助器具在上述环境中是否顺畅,有无问题:＿＿＿＿＿＿＿
	使用效果	□提高生存质量 □改善独立生活能力 □就学 □就业 □其他:
	弃用原因	□个案自身因素 □辅助器具使用训练缺乏 □辅助器具处方不当 □辅助器具适配不当 □辅助器具损坏 □其他:
	个案满意度	□满意 □不满意 □原因:
	回访结果	□现辅助器具符合实际应用 □辅助器具使用训练 □检查修改 □重新适配 □其他:

结案	结案原因	□现辅助器具符合实际应用　 □案主不愿意继续接受服务 □情况有变(如案主死亡) □其他:
	个案确认	个案知道服务已结束并知道在有需要时如何得到服务 □是 □否
	备注	

个案签字:　　　　　结案人:　　　　　结案日期:　　　　　督导签字:

4. 操作流程

操作流程如图 4-11-14 所示。

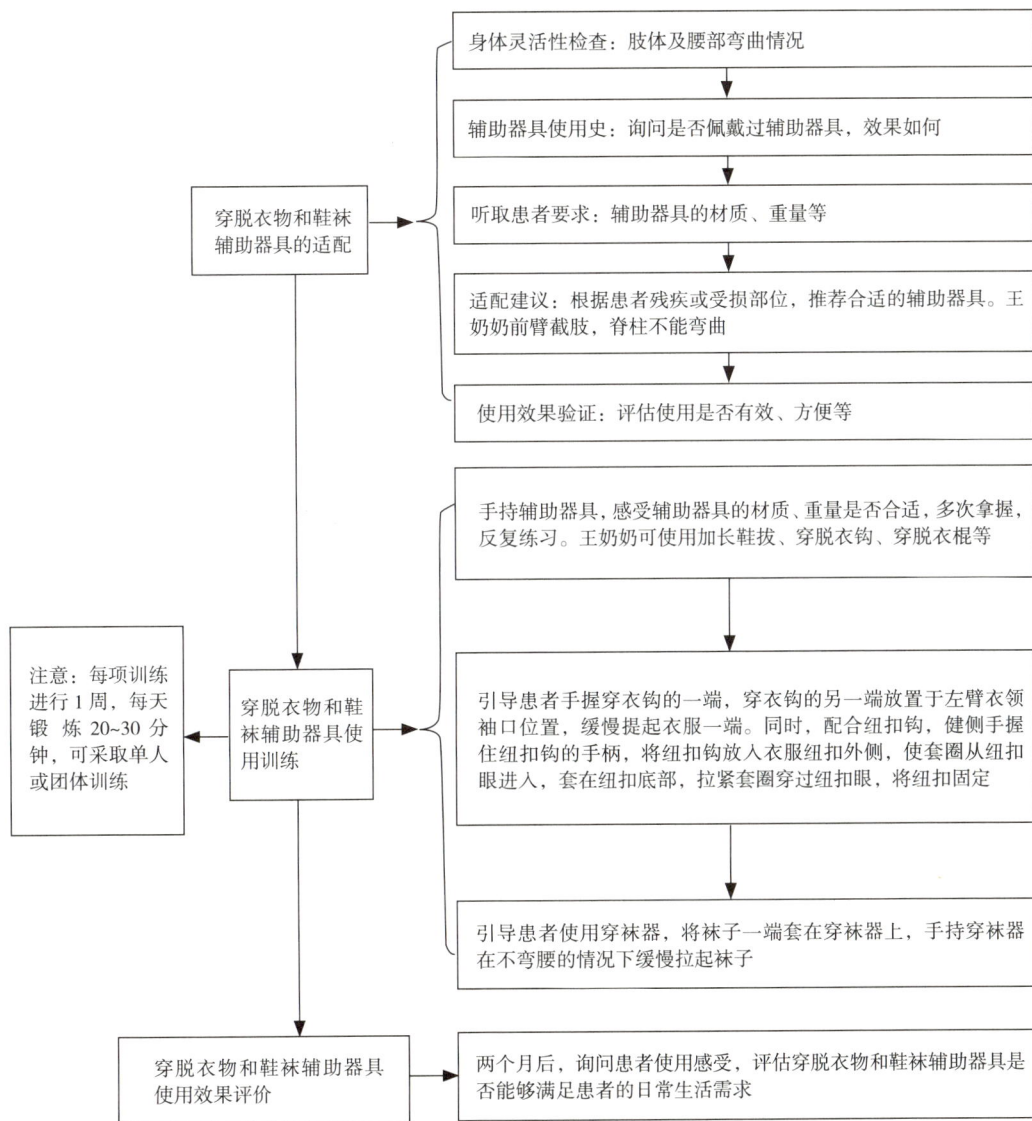

```
穿脱衣物和鞋袜              ┌─ 身体灵活性检查：肢体及腰部弯曲情况
辅助器具的适配 ────────────┤
                          ├─ 辅助器具使用史：询问是否佩戴过辅助器具，效果如何
                          │
                          ├─ 听取患者要求：辅助器具的材质、重量等
                          │
                          ├─ 适配建议：根据患者残疾或受损部位，推荐合适的辅助器具。王
                          │   奶奶前臂截肢，脊柱不能弯曲
                          │
                          └─ 使用效果验证：评估使用是否有效、方便等

                          ┌─ 手持辅助器具，感受辅助器具的材质、重量是否合适，多次拿握，
                          │   反复练习。王奶奶可使用加长鞋拔、穿脱衣钩、穿脱衣棍等
注意：每项训练              │
进行1周，每天  穿脱衣物和鞋  ├─ 引导患者手握穿衣钩的一端，穿衣钩的另一端放置于左臂衣领
锻炼20~30分 ─ 袜辅助器具使 ─┤   袖口位置，缓慢提起衣服一端。同时，配合纽扣钩，健侧手握
钟，可采取单人   用训练      │   住纽扣钩的手柄，将纽扣钩放入衣服纽扣外侧，使套圈从纽扣
或团体训练                 │   眼进入，套在纽扣底部，拉紧套圈穿过纽扣眼，将纽扣固定
                          │
                          └─ 引导患者使用穿袜器，将袜子一端套在穿袜器上，手持穿袜器
                              在不弯腰的情况下缓慢拉起袜子

穿脱衣物和鞋袜辅助器具 ──── 两个月后，询问患者使用感受，评估穿脱衣物和鞋袜辅助器具是
使用效果评价                 否能够满足患者的日常生活需求
```

图 4-11-14　操作流程

二、操作注意事项

（1）应提前充分了解患者真实困难和需求，为其适配最合适的辅助器具。

（2）辅助器具使用初期应提前示范，并及时跟进使用情况。

（3）注意沟通交流方式，充分尊重患者的意愿。

（4）辅助器具适配时注意避免功能过多重复。

【实践思考】

（1）面对残疾人适配辅助器具，你应该如何与其沟通？

（2）辅助器具适配时，需要从哪些方面思考以解决使用者的问题？

（3）对于功能障碍患者或老年人，为提升其生活质量和品质，使其更自信、更阳光地享受晚年生活，还可以通过使用哪些自制或简单辅助器具提高其日常穿衣、穿鞋等自理能力？

【技能工单】

技能名称	穿脱衣物和鞋袜辅助器具的选择与应用	学时		培训对象	
学生姓名		联系电话		操作成绩	
操作设备		操作时间		操作地点	
技能目的	1. 了解穿脱衣物和鞋袜辅助器具的种类及特点。 2. 学会人体尺寸的测量及穿脱衣物和鞋袜辅助器具的适配。 3. 了解设计思路和产品特点。 4. 能正确指导他人学习和使用穿脱衣物和鞋袜辅助器具。 5. 具备与患者的沟通交流能力。				
技能实施	病情分析				
	设计思路				
	身体参数测量				
	使用方法				
	示范实践				
	学习体会				
教师评价					

【活页笔记】

技能名称	穿脱衣物和鞋袜辅助器具的选择与应用	姓名		学号	
实践要求	结合技能实施流程，开展实践练习。3人进行穿脱衣物和鞋袜辅助器具适配的模拟操作，1人扮演老年人，1人扮演老年人家属，1人进行模拟操作。完成后再交换角色实践练习。				
实践心得体会					
反思与改进					
教师评价					

技能 12
身体防护和身体稳定辅助器具的选择与应用
（FJ-12）

【技能目标】

知识目标

（1）掌握身体防护和身体稳定辅助器具的适配和使用。

（2）熟悉身体防护和身体稳定辅助器具的特点和功效。

（3）了解身体防护和身体稳定辅助器具的种类。

能力目标

（1）能根据患者的实际情况选择合适的身体防护和身体稳定辅助器具。

（2）掌握身体防护和身体稳定辅助器具的使用方法，并对患者进行指导。

素质目标

（1）通过对辅助器具的评估适配，培养学生分析问题、解决问题的能力。

（2）通过辅助器具改造和个性化适配等训练，培养学生动手实践的能力。

（3）通过对患者进行使用方法指导，培养学生尊重患者的品质。

【相关知识】

身体防护辅助器具（穿戴式）：防止身体各部位损伤的装置，包括穿戴在身上的防压疮装置。身体稳定辅助器具（非穿戴式）：辅助功能障碍者保持一种姿势的装置，包括眼和视觉防护器具、耳和听觉防护器具、四肢和躯干防护器具、体位固定器具等。

1. 头部防护辅助器具

头部防护辅助器具适用于平衡功能差者，保护头部，防止摔伤。

举例：环状头盔，如图 4-12-1 所示，适用于肢体障碍者、智力障碍者等。

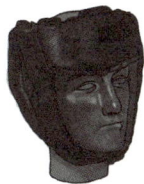

图 4-12-1　环状头盔

特点：由泡沫带、十字带和下颏带组成。泡沫带沿着头部两侧向下延伸至颞叶区和脑后部枕叶区。顶部有一根可以调的"十"字形带，用于固定头盔。下颏带长度可调。

功能：为有平衡障碍、颅脑损伤患者或不需要全封闭头盔的癫痫患者而设计。

2. 眼睛和面部防护辅助器具

眼睛和面部防护辅助器具适用于功能障碍者，保护眼睛和面部，防止损伤。

举例1：防护眼镜，如图4-12-2所示，适用于视觉障碍者等。

特点：镜片材质为无色聚碳酸酯，镜架由PCV制成。

举例2：带面罩头盔，如图4-12-3所示，适用于肢体障碍者等。

特点：由硬塑料外壳、泡沫塑料内衬、聚碳酸酯面罩和针织下颏扣带组成。

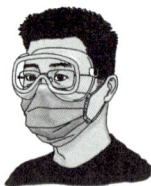

图 4-12-2　防护眼镜

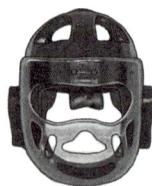

图 4-12-3　带面罩头盔

3. 耳防护和听力保护辅助器具

耳防护和听力保护辅助器具适用于听觉障碍者，保护耳部及听觉。

举例：护耳塞，如图4-12-4所示，适用于听觉障碍者等。

特点：符合人体工程学的手柄，更易于佩戴，柔软的聚合物耳塞可清洗并可重复使用。

功能：用于降低传至镫骨的声音，保护听觉。

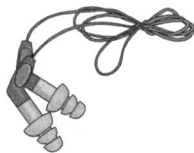

图 4-12-4　护耳塞

4. 肘或前臂防护辅助器具

肘或前臂防护辅助器具适用于肢体障碍者，保护肘或前臂皮肤，避免压疮，维持肢体良肢位，避免关节挛缩或脱位。

举例：护肘垫，如图4-12-5所示，适用于肢体障碍者等。

特点：魔术贴固定。

功能：为肢体障碍者或卧床人士而设计的局部减压、预防压疮的肘部保护垫，具有抗菌功能。

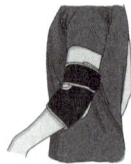

图 4-12-5　护肘垫

5. 手部防护辅助器具

手部防护辅助器具适用于功能障碍者，保护手部免受损伤。

举例：护手器，如图4-12-6所示，适用于肢体障碍者。

特点：魔术贴固定。

功能：为肢体障碍者或卧床人士而设计的局部减压、预防压疮的手部保护垫，具有抗菌功能。

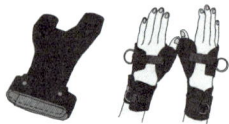

图 4-12-6　护手器

6. 膝或腿防护辅助器具

适用于肢体障碍者，保护下肢皮肤和膝关节，防止损伤。

举例1：残肢袜，如图4-12-7所示，适用于肢体障碍者。

特点：由棉质（或毛料、棉）、人造纤维及其他合成材料混合组成。

功能：为保护下肢截肢者的残端肢体而设计的套在残肢的袜子，使残肢不易被假肢磨损，或适配接受腔。

举例2：前垫片吸震型护膝，如图4-12-8所示，适用于肢体障碍者等。

特点：筒状，前附垫片。

功能：为慢性关节炎患者而设计的带有垫片的护膝，具有保暖、预防擦撞、保护膝盖等功能，提高束缚防护效果，束缚产生的压力能分担关节韧带的负荷，适用于各种运动。

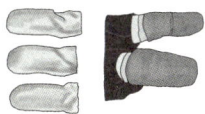

图 4-12-7　残肢袜

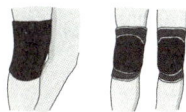

图 4-12-8　前垫片吸震型护膝

7. 足跟、足趾、足部防护辅助器具

足跟、足趾、足部防护辅助器具适用于长期卧床者，可以保护足部骨凸出部位，防止长时间压迫导致压疮。

举例：足跟护垫，如图4-12-9所示，适用于肢体障碍者等。

特点：软垫由空心棉制成，鞋由涂有聚乙烯的泡沫塑料制成，使用魔术贴固定。

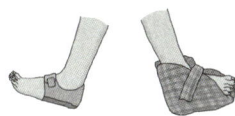

图 4-12-9　足跟护垫

功能：为肢体障碍者或卧床人士而设计的软垫和鞋，用于保护足部。

8. 身体稳定辅助器具

身体稳定辅助器具适用于功能障碍者，辅助其保持一种姿势。

举例：体位垫，如图4-12-10所示，适用于肢体障碍者。

特点：泡沫塑料制成的三角垫块。

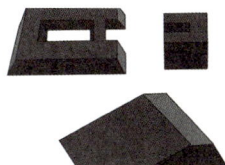

图 4-12-10　体位垫

【技能导入】

张某，女，40岁，肢体残疾一级。2000年因高烧引起脊神经受损，导致胸部（T3）以下失去知觉。患者身体较胖，能自己翻身侧卧，可由卧位到坐位，但不能保持稳定坐姿，左侧臀部坐骨结节处有压疮（二期）；ADL（日常生活能力）评定为大部分依赖，日常生

活由其母亲（68岁）照顾。患者希望能逐步康复，增强生活自理能力，减轻母亲照顾压力。请根据个案情况为该案例适配身体防护和身体稳定辅助器具。

【技能分析】

一、主要健康问题

（1）感觉功能消失：胸部（T3）以下失去知觉。

（2）个人活动能力受限：不能保持稳定坐姿，左侧臀部坐骨结节处有压疮（二期）。

二、制订方案

针对张某的表现，需要选用能防护胸部（T3）以下身体（比如保护臀部坐骨结节）和辅助保持稳定坐姿的辅助器具，如体位垫等。

三、训练目标

帮助张某适配身体防护和身体稳定辅助器具，促进康复，逐步提高其生活自理能力和生活水平。

【技能实施】

一、操作流程

1. 综合评估

综合评估如表 4-12-1 所示。

表 4-12-1　个人生活自理和身体防护辅助器具适配评估报告

辅助器具适配评估单位：						个案编号：		
姓名		性别		出生年月日		职业		文化程度	
身份证号			家庭住址					
疾病诊断			联系电话					
辅助器具使用史	曾用辅助器具名称		开始使用时间		使用情况及效果		使用状态	
							□经常用 □偶尔用 □弃用	
							□经常用 □偶尔用 □弃用	
							□经常用 □偶尔用 □弃用	

一、个人活动能力困难程度评价

		得分	是否有困难		困难程度评分				
			是	否	1	2	3	4	5
1. 个人活动能力									
移动									
改变、保持身体姿势	改变身体的基本姿势(躺、蹲、坐、站等)								
	保持一种身体姿势(坐姿、站姿、蹲姿)								
	移动自身(坐或躺时移动)								
搬运、移动、操纵物体	举起、搬运物体								
	用下肢移动物体(推、踢等)								
	精巧手的使用(拾起、抓住、放开等)								
	手和手臂的使用(拉、推、伸、转动、抛)								
步行、移动	步行(距离<1 km、距离>1 km、斜面、不平坦面)								
	在不同地点到处移动(住所内到处移动)								
	利用设备到处移动								
利用交通工具移动	利用交通工具(人力、机动、公共交通工具)								
	驾驶								
2. 自理能力									
盥洗自身(洗澡、洗脸、手、脚、等)									
护理身体各部(护理牙齿、头发、指甲)									
如厕(大、小便控制,月经护理)									
穿着(穿脱上、下衣及鞋袜等)									
进食(使用各种餐具)									
饮水(手持饮料或使用吸管)									

二、身体功能及障碍评估

1. 感觉功能

本体感觉 □正常 □减退 □消失	触觉功能 □正常 □减退 □消失
感受温度、振动、压力和有害刺激的感觉功能	□正常 □减退 □消失

续表

视觉	□ 正常 □ 低视力 视力: 左 右 视野: □ 缺损 □ 无 色觉: □ 色弱 □ 色盲
听觉	□ 正常 □ 轻度听障 □ 中度听障 □ 重度听障 □ 全聋

2. 神经肌肉骨骼和运动有关的功能

关节活动功能		□ 正常 □ 受限 □ 畸形部位		
关节稳定功能		□ 正常 □ 减弱 □ 异常部位		
脊柱		□ 正常 □ 受限 □ 畸形部位		
肌力	□ 左上肢 □ 右上肢	□ 正常 □ 低下		
	□ 左下肢 □ 右下肢	□ 正常 □ 低下		
肌力	躯干	□ 正常 □ 低下		
	左上肢耐力	□ 正常 □ 尚可 □ 不好 □ 极差	右上肢耐力	□ 正常 □ 尚可 □ 不好 □ 极差
	左下肢耐力	□ 正常 □ 尚可 □ 不好 □ 极差	右下肢耐力	□ 正常 □ 尚可 □ 不好 □ 极差
肌张力	头、颈	□ 正常 □ 低下 □ 高张	躯干	□ 正常 □ 低下 □ 高张
	左上肢	□ 正常 □ 低下 □ 高张	右上肢	□ 正常 □ 低下 □ 高张
	左下肢	□ 正常 □ 低下 □ 高张	右下肢	□ 正常 □ 低下 □ 高张

3. 运动功能

平衡协调反应	□ 无 □ 有 说明:
随意运动控制	□ 正常 □ 尚可 □ 不好 □ 极差 说明:
步态功能	□ 痉挛步态 □ 偏瘫步态 □ 截瘫步态 □ 不对称步态 □ 跛行和强直步态 □ 其他
步行能力	□<50 m □50~100 m □101~300 m □301~500 m □501~1000 m
身体结构	□ 正常 □ 缺如 说明:

三、环境评估

居家、社区障碍	住所内: □ 卧室 □ 卫生间 □ 床上 □ 餐桌、书桌 □ 厨房 □ 其他 住所外: □ 社区 □ 超市 □ 银行 □ 其他
	□ 生活环境 □ 移动环境 □ 交流环境

四、辅助器具适配评估服务建议

功能障碍简况	

续表

辅助器具适配目的				
辅助器具处方	建议辅助器具名称及型号	人体测量参数	功能要求	辅助器具作用
辅助器具训练要求				
注意事项				
评估人员：			日期：	

2. 适配

根据以上评估结果，为患者适配身体防护和身体稳定辅助器具。适配记录表如表 4-12-2 所示。

表 4-12-2　辅助器具适配记录表

辅助器具适配单位：					个案编号：		
一、基本信息							
姓名		性别		年龄		电话	
主要功能障碍							
适配辅助器具类型	□ 医疗辅助器具 □ 训练技能辅助器具 □ 假肢、矫形器 □ 护理和防护辅助器具 □ 移动护具 □ 家务辅助器具 □ 家具及配件 □ 沟通和信息辅助器具 □ 处理物品的辅助器具 □ 环境改善辅助器具 □ 休闲辅助器具						
	□ 教育辅助器具 □ 生活辅助器具 □ 就业辅助器具 □ 建筑物改造辅助器具						
	□ 成品 □ 生组合技术 □ 改制 □ 定制						
二、辅助器具适配情况记录							
辅助器具名称	数量	辅助器具设计要求及目的	规格型号	主要部件及厂名	备注		
定、改制记录							
附件资料							

三、适配检验	
辅助器具适配结果是否符合原处方要求	☐ 完全符合 ☐ 功能、形式与原处方符合, 部分规格及零配件略有出入, 但大致符合 ☐ 功能、形式与原处方有显著差异, 不符原处方精神 ☐ 建议调整处方 ☐ 其他说明: _____
修改调整与使用训练	☐ 不需要修改调整 ☐ 经修改调整后已符合使用要求 ☐ 建议加强使用训练 ☐ 其他要求: _____
辅助器具适配前后对比评价	适配前困难程度 "△" ___问题,"○" ___问题,"◇" ___问题 活动限定值 % 0 5　　　25　　　50　　　95　100 适配后困难程度 活动限定值 % 0 5　　　25　　　50　　　95　100
使用注意事项	

适配者	检验	日期	审核	日期

3. 跟踪回访

跟踪回访记录表如表 4-12-3 所示。

表 4-12-3　跟踪回访记录表

回访人员: _____　服务地域: ___区 ___街道___社区　　　电话: _____
个案标号: _____
回访项目名称: _____
回访日期:　年　月　日

基本情况	个案姓名		性别		出生日期		开案时间	
	家庭地址				联系电话		残疾类型与等级	
	生活自理	☐ 完全自理 ☐ 需要他人部分帮助 ☐ 完全依赖他人帮助						

辅助器具适配的回访情况	适配辅助器具类型	□医疗辅助器具 □训练技能辅助器具 □假肢、矫形器 □护理和防护辅助器具			
		□移动护具 □家务辅助器具 □家具及配件 □沟通和信息辅助器具			
		□处理物品的辅助器具 □环境改善辅助器具 □休闲辅助器具			
		适配辅助器具名称	辅助器具适配时间	辅助器具适配状态	辅助器具使用情况
				□首次 □第二次 □第 次	□坚持使用 小时/天 □弃用
				□首次 □第二次 □第 次	□坚持使用 小时/天 □弃用
				□首次 □第二次 □第 次	□坚持使用 小时/天 □弃用
	适配辅助器具主要作用	□稳定和支持 □固定和保护 □预防/矫正畸形 □抑制痉挛 □提高功能 □代偿肢体部分功能 □其他:			
	辅助器具适用环境	室内:□卧室 □洗手间 □床上 □餐桌、书桌 □其他: 室外:□社区 □学校 □工作场所 □外出 辅助器具在上述环境中是否顺畅,有无问题:＿＿＿＿＿＿＿			
	使用效果	□提高生存质量 □改善独立生活能力 □就学 □就业 □其他:			
	弃用原因	□个案自身因素 □辅助器具使用训练缺乏 □辅助器具处方不当 □辅助器具适配不当 □辅助器具损坏 □其他:			
	个案满意度	□满意 □不满意 □原因:			
	回访结果	□现辅助器具符合实际应用 □辅助器具使用训练 □检查修改 □重新适配 □其他:			
结案	结案原因	□现辅助器具符合实际应用 □案主不愿意继续接受服务 □情况有变(如案主死亡) □其他:			
	个案确认	个案知道服务已结束并知道在有需要时如何得到服务 □是 □否			
	备注				

个案签字: 结案人: 结案日期: 督导签字:

4. 操作流程

操作流程如图 4-12-11 所示。

```
┌──────────────────┐        ┌─────────────────────────────────────────┐
│                  │        │ 了解患者情况，得知患者难以保持坐姿且左侧臀部坐骨结节处有 │
│                  │   ┌───▶│ 压疮                                       │
│                  │   │    └─────────────────────────────────────────┘
│                  │   │                      │
│                  │   │                      ▼
│ 辅助坐姿与保护    │   │    ┌─────────────────────────────────────────┐
│ 组织器具的适配    │───┤    │ 辅助器具使用史：询问患者是否佩戴过辅助器具器及其效果  │
│                  │   │    └─────────────────────────────────────────┘
│                  │   │                      │
│                  │   │                      ▼
│                  │   │    ┌─────────────────────────────────────────┐
│                  │   │    │ 适配建议：根据患者残疾或受损部位，推荐适合的辅助器具。案 │
│                  │   │    │ 例中可选保护臀部坐骨结节的产品和稳定坐姿的产品      │
│                  │   │    └─────────────────────────────────────────┘
│                  │   │                      │
│                  │   │                      ▼
│                  │   │    ┌─────────────────────────────────────────┐
│                  │   └───▶│ 使用效果验证：使用是否有效、方便等                │
└──────────────────┘        └─────────────────────────────────────────┘
```

```
                              ┌─────────────────────────────────────────┐
                          ┌──▶│ 根据患者压疮位置，选择适合的体位垫，对体位垫进行消毒和安 │
                          │   │ 置，使其进入工作状态                          │
                          │   └─────────────────────────────────────────┘
┌──────────────┐          │                    │
│ 注意：每项训练 │          │                    ▼
│ 进行1周，每天  │          │   ┌─────────────────────────────────────────┐
│ 锻 炼 20~30 分 │◀──┐      │   │ 引导患者使用体位垫，保持稳定姿态，维持5~10分钟，重复  │
│ 钟，可采取单人 │   │      │   │ 练习                                       │
│ 或团体训练     │   │ ┌────────┐                                        │
└──────────────┘   └─│ 辅助坐姿与保 │                 │
                     │ 护组织辅助器 │──┤              ▼
                     │ 具的使用     │  │   ┌─────────────────────────────────────────┐
                     └────────┘  │   │ 根据患者坐姿情况，选择适合的体位垫，对体位垫进行消毒和安 │
                          │      │   │ 置，使其进入工作状态                          │
                          │      │   └─────────────────────────────────────────┘
                          │      │                    │
                          │      │                    ▼
                          │      │   ┌─────────────────────────────────────────┐
                          │      └──▶│ 使用效果验证：使用是否有效、方便等                │
                          ▼          └─────────────────────────────────────────┘
```

```
┌──────────────┐        ┌─────────────────────────────────────────┐
│ 辅助器具使用   │───────▶│ 两个月后，询问患者使用感受，评估辅助器具是否能够满足其正 │
│ 效果评价       │        │ 常生活需求                                   │
└──────────────┘        └─────────────────────────────────────────┘
```

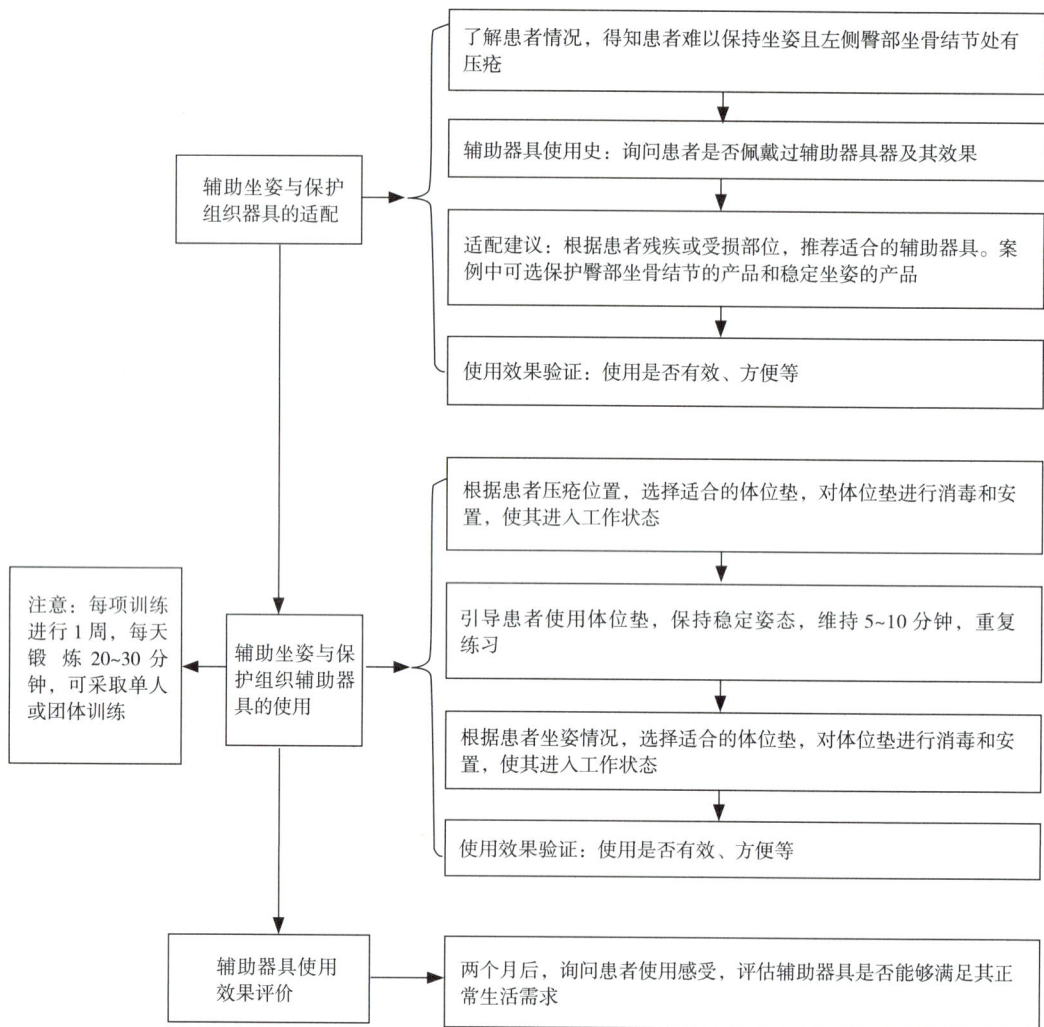

图 4-12-11　所示操作流程

二、操作注意事项

（1）应提前充分了解患者的真实困难与需求，为其适配最合适的产品。

（2）辅助器具使用初期应提前示范，并及时跟进使用情况。

（3）注意沟通交流方式，充分尊重患者意愿。

（4）辅助器具适配时注意避免功能过多重复。

【实践思考】

（1）面对部分觉得不好意思、不愿意使用身体防护和身体稳定辅助器具的老年人，你应当如何处理？如何与老年人进行良好的沟通，让他们接受适配的辅助器具？

（2）辅助器具适配时，需要从哪些方面思考以解决使用者的问题？

【技能工单】

技能名称	身体防护和身体稳定辅助器具的选择与应用	学时		培训对象	
学生姓名		联系电话		操作成绩	
操作设备		操作时间		操作地点	
技能目的	1. 了解身体防护和身体稳定辅助器具的种类及特点。 2. 学会身体防护和身体稳定辅助器具的适配。 3. 了解设计思路和产品特点。 4. 能正确指导他人学习和使用身体防护和身体稳定辅助器具。 5. 具备与患者的沟通交流能力。				
技能实施	病情分析				
	设计思路				
	身体参数测量				
	使用方法				
	示范实践				
	学习体会				
教师评价					

【活页笔记】

技能名称	身体防护和身体稳定辅助器具的选择与应用	姓名		学号	
实践要求	结合技能实施流程，开展实践练习。3人进行身体防护和身体稳定辅助器具适配的模拟操作，1人扮演患者，1人扮演患者家属，1人进行模拟操作。完成后再交换角色实践练习。				
实践心得体会					
反思与改进					
教师评价					

技能 13
个人卫生辅助器具的选择与应用（FJ-13）

【技能目标】

知识目标

（1）掌握个人卫生辅助器具的适配和使用。

（2）熟悉个人卫生辅助器具的特点和功效。

（3）了解个人卫生辅助器具的种类。

能力目标

（1）能根据患者的实际情况选择合适的个人卫生辅助器具。

（2）掌握个人卫生辅助器具的使用方法，并对患者进行指导。

素质目标

（1）通过对辅助器具的评估适配，培养学生分析问题、解决问题的能力。

（2）通过辅助器具改造和个性化适配等训练，培养学生动手实践的能力。

（3）通过对患者进行使用方法指导，培养学生尊重患者的品质。

【相关知识】

1.如厕类辅助器具

如厕类辅助器具是为行动不便或功能障碍人士提供辅助如厕帮助的产品。

（1）坐便椅：用于移动困难或不能蹲下者大小便，移动方便，内置收集容器。

举例：带脚轮坐便椅，如图 4-13-1 所示，适用于肢体障碍者等。

特点：由带有脚轮、脚踏板的椅子及坐垫下方的坐厕桶组成，坐厕桶为塑料制品，方便清洗，坐垫可移开，以便如厕。

图 4-13-1　带脚轮坐便椅

（2）坐便器：辅助肢体障碍者坐位大小便，省力，包括增高坐便器和内置冲洗器或空气干燥器的坐便器。

举例：智能全自动坐便器，如图 4-13-2 所示，适用于肢体障碍患者等。

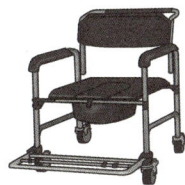

特点：加长型陶瓷产品，一体型无水箱式，下排水，超漩式冲水。

功能：具有自动开闭、自动冲洗功能。在便座和便盖一起打开状态下使用，产品自动切换为小冲洗状态；在仅便盖打开状态下使用，系统自动识别大小便，自动切换大小冲洗状态。

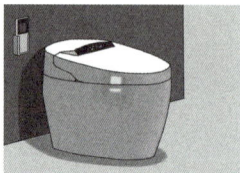

产品尺寸：680 mm × 410 mm × 555 mm

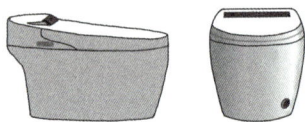

水温设定：34 ℃ /37 ℃ /40 ℃

图 4-13-2　智能全自动坐便器

（3）坐便器座和增高坐便器座：辅助肢体障碍者坐位大小便，放在坐便盆或坐便椅上，使人感觉舒适和稳定，可根据需要调整坐便器座的高度。

举例1：可升高坐便器座，如图 4-13-3 所示，适用于肢体障碍者。

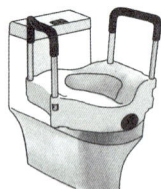

图 4-13-3　可升高坐便器座

特点：坐便器座前后带有凹槽，前面有一个凸缘可以卡住坐便器，带有两个可调节的塑料支架，适合各种坐便器，可拆卸。

功能：为行动不便的肢体障碍者而设计。

举例2：坐便凳，如图 4-13-4 所示，适用于肢体障碍者。

特点：由金属可折叠支架与模型成型端面连接而成。

举例3：电动坐便升降器，如图 4-13-5 所示，适用于肢体障碍者等。

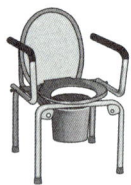

图 4-13-4　坐便凳

特点：由电机、升降机构、坐便器座、扶手和触摸控制手持机组成。

功能：为那些没有力量从坐便器上起身的人士而设计的安装在坐便器上的电动坐便升降器。

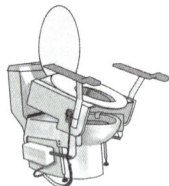

（4）安装在坐便器上的扶手、靠背：辅助肢体障碍者起坐及保持坐位平衡，装在坐便器上或两侧。

图 4-13-5　电动坐便升降器

举例：抓握棒，如图 4-13-6 所示，适用于肢体障碍者。

特点：由地板基座、不锈钢扶手及扶手套组成。分为摇动式和固定式两种，可安装在地板上、墙壁上、坐便器的左手或右手边、浴缸旁，以及浴缸和坐便器的中间。

功能：为辅助肢体障碍者转移而设计的抓握棒，可辅助使用者从轮椅或助行器转移至坐便器。

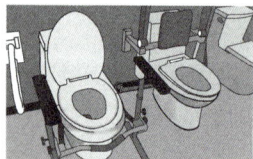

图 4-13-6　抓握棒

2. 清洗、盆浴和淋浴类辅助器具

清洗、盆浴和淋浴类辅助器具是为行动不便或功能障碍人士提供辅助清洗、盆浴和淋浴帮助的产品。

（1）盆浴、淋浴椅（有轮、无轮）、盆浴板：辅助肢体障碍者坐位沐浴。

举例1：淋浴椅，如图4-13-7所示，适用于肢体障碍者等。

特点：由不锈钢支架、塑料座、靠背及扶手组成。

功能：为辅助下肢功能障碍人士沐浴而设计的椅子。

举例2：浴座、浴凳、浴缸横板，如图4-13-8、图4-13-9所示，适用于肢体障碍者等。

特点：浴座由钢支撑臂和带涂层的钢板座组成。浴凳凳腿带有大吸盘。

功能：用于淋浴或坐在浴盆内洗浴。放置在浴缸边缘的浴缸横板是为那些淋浴时需要支撑的平衡障碍或下肢障碍人士而设计的。

（2）防滑浴池垫、淋浴垫、防滑带：适用于功能障碍者，铺在卫生间地上起防滑作用，防止个人在盆浴、浴室或淋浴时滑倒。

举例：浴室防滑垫，如图4-13-10所示，适用于肢体障碍者等。

特点：垫子的背面有多个吸盘，可将垫子固定在浴盆上。

功能：为行动或平衡障碍人士、关节炎患者洗浴设计的具有防滑和缓冲作用的垫子。

（3）盆浴延展平台、淋浴桌、更换尿布桌：适用于肢体障碍者，辅助卧床者躺着沐浴或更换尿布。

举例：淋浴车或淋浴台，如图4-13-11所示，适用于肢体障碍者等。

特点：淋浴车的高度可通过油压或电动进行调整，由塑料浴盆、淋浴器、支架和脚轮组成。淋浴台一般安装在墙壁上，可折叠。

功能：适用于需要护理者辅助淋浴的卧床患者，为肢体障碍者或卧床患者洗澡而设计的可躺着的淋浴辅助器具。

（4）浴缸及浴缸配套辅助品：适用于肢体障碍者，方便在坐位或卧位时清洗身体。

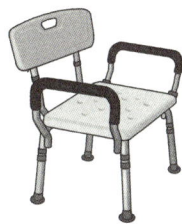

图 4-13-7　淋浴椅

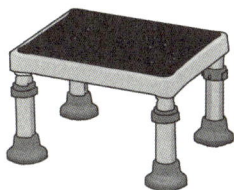

图 4-13-8　浴凳

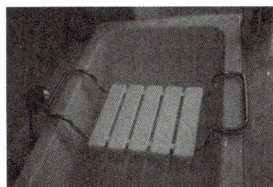

图 4-13-9　浴缸横板

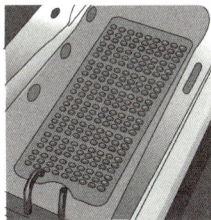

图 4-13-10　浴室防滑垫

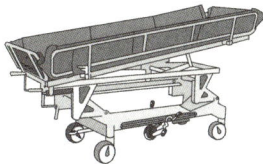

图 4-13-11　淋浴车

举例1：带门的浴缸，如图 4-13-12 所示，适用于肢体障碍者等。

特点：材料为聚酯和增强玻璃纤维。浴缸带有通道门、扶手、座椅和洗头盆。

功能：为行动受限制的人士而设计的浴缸，旁开门，易进入，可坐着洗浴。

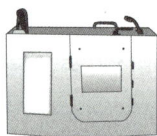

图 4-13-12　带门的浴缸

举例2：浴缸架，如图 4-13-13 所示，适用于肢体障碍者等。

特点：木制品或塑料品，方便移动，洗浴物品可按功能分区放置。

功能：能放置淋浴头及洗浴物品的架子，适用于下肢残疾但上肢功能良好者。

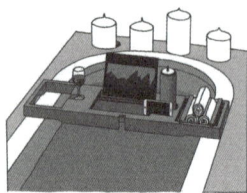

图 4-13-13　浴缸架

（5）洗浴用其他辅助品：带有把手、手柄或握把的毛巾、海绵、刷子，肥皂盒，肥皂盒架，皂液压送器。

举例1：护理身体的刷子，如图 4-13-14 所示，适用于肢体障碍者等。

特点：由弯曲臂和可更换的刷头组成。刷头分为塑料刷、摩擦头、厚绒布清洗刷头等。

功能：辅助手或手臂功能受损人士完成沐浴时涂抹浴液、按摩时涂抹软膏等动作。

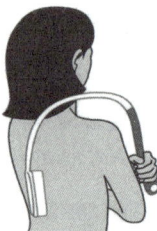

图 4-13-14　护理身体的刷子

举例2：皂液压送器，如图 4-13-15 所示，适用于肢体障碍者等。

特点：活塞式结构，按钮下方装有弹簧，按压时活塞将洗涤液挤出，手松开后，靠弹簧复位。

功能：为无力完成用手搓洗肥皂动作的肢体障碍者而设计。按压时流出洗涤液或肥皂水。

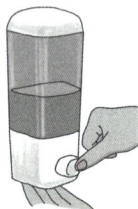

图 4-13-15　皂液压送器

3. 其他个人卫生辅助器具

（1）排尿装置：为膀胱控制功能受损伤者而设计的排尿器具。

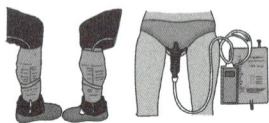

图 4-13-16　附腿尿袋

举例1：附腿尿袋，如图 4-13-16 所示，适用于肢体障碍者等。

特点：由可固定在腿部的 PVC 透明方形尿袋、导尿管、阴茎尿套、引流阀和固定带组成。

功能：为轮椅乘坐者、步行者及儿童而设计的附在腿上的一端开口尿袋。

举例2：尿裤，如图 4-13-17 所示，适用于肢体障碍者等。

特点：材料为 PVC，前开口用摁扣连接。

功能：为尿失禁人士而设计的裤子，可将失禁垫插入裤内。

（2）日常个人卫生辅助产品：辅助护理手、手指甲、脚、脚指甲的产品。

举例1：指甲刷，如图4-13-18所示，适用于肢体障碍者。

举例2：带放大镜的指甲剪，如图4-13-19所示，适用于视觉障碍者。

特点：放大镜可前后移动，上下调整角度，可放大3倍。由指甲剪、带可调角度支架和橡皮圈的放大镜以及底座组成。指甲剪为表面镀铬金属，放大镜为丙烯基树脂。

举例3：长柄梳，如图4-13-20所示，适用于肢体障碍者。

特点：由塑料的梳子和长手柄组成。可将梳子折弯并向上旋转装进手柄里，便于携带。

功能：为那些梳头时抬手困难、够不到后脑，甚至仅能举到胸部的人士而设计的梳子。

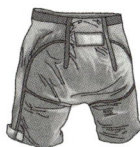

图 4-13-17　尿裤

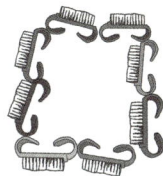

图 4-13-18　指甲刷

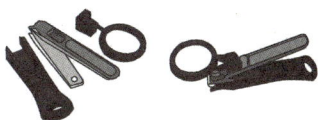

图 4-13-19　带放大镜的指甲剪

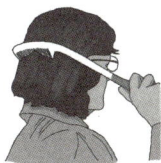

图 4-13-20　长柄梳

【技能导入】

李爷爷，65岁，有护工照看，家居环境优良，房屋空间大，目前主要表现为双下肢无力，无法以站姿自行小便；无法扶着洗手台洗手，且使用厕所危险；坐在矮板凳上淋浴时，无法自行站立；情绪低落。

【技能分析】

一、主要健康问题

（1）身体活动困难：无法站立。

（2）居家障碍：家中洗手间不适合老年人使用。

二、制订方案

根据李爷爷的健康问题，需要选用如厕类辅助器具和清洗、淋浴类辅助器具，如带脚轮坐便椅、淋浴椅等。

三、训练目标

通过适配如厕类辅助器具和清洗、淋浴类辅助器具，李爷爷可自行完成小便、洗手、淋浴等行为。

【技能实施】

一、操作流程

1. 综合评估

综合评估如表 4-13-1 所示。

表 4-13-1　个人生活自理和身体防护辅助器具适配评估报告

辅助器具适配评估单位：				个案编号：				
姓名		性别		出生年月日		职业	文化程度	
身份证号				家庭住址				
疾病诊断				联系电话				

辅助器具使用史	曾用辅助器具名称	开始使用时间	使用情况及效果	使用状态
				□经常用 □偶尔用 □弃用
				□经常用 □偶尔用 □弃用
				□经常用 □偶尔用 □弃用

一、个人活动能力困难程度评价

		得分	是否有困难		困难程度评分				
			是	否	1	2	3	4	5
1. 个人活动能力									
移动									
改变、保持身体姿势	改变身体的基本姿势（躺、蹲、坐、站等）								
	保持一种身体姿势（坐姿、站姿、蹲姿）								
	移动自身（坐或躺时移动）								
搬运、移动、操纵物体	举起、搬运物体								
	用下肢移动物体（推、踢等）								
	精巧手的使用（拾起、抓住、放开等）								
	手和手臂的使用（拉、推、伸、转动、抛）								
步行、移动	步行（距离<1 km、距离>1 km、斜面、不平坦面）								
	在不同地点到处移动（住所内到处移动）								
	利用设备到处移动								

利用交通工具移动	利用交通工具(人力、机动、公共交通工具)						
	驾驶						

2. 自理能力

盥洗自身(洗澡、洗脸、手、脚、等)	
护理身体各部(护理牙齿、头发、指甲)	
如厕(大、小便控制,月经护理)	
穿着(穿脱上、下衣及鞋袜等)	
进食(使用各种餐具)	
饮水(手持饮料或使用吸管)	

二、身体功能及障碍评估

1. 感觉功能

本体感觉	□ 正常 □ 减退 □ 消失	触觉功能	□ 正常 □ 减退 □ 消失	
感受温度、振动、压力和有害刺激的感觉功能			□ 正常 □ 减退 □ 消失	
视觉	□ 正常 □ 低视力 视力:左 右 视野:□ 缺损 □ 无 色觉:□ 色弱 □ 色盲			
听觉	□ 正常 □ 轻度听障 □ 中度听障 □ 重度听障 □ 全聋			

2. 神经肌肉骨骼和运动有关的功能

关节活动功能	□ 正常 □ 受限 □ 畸形部位			
关节稳定功能	□ 正常 □ 减弱 □ 异常部位			
脊柱	□ 正常 □ 受限 □ 畸形部位			
肌力	□ 左上肢 □ 右上肢	□ 正常 □ 低下		
	□ 左下肢 □ 右下肢	□ 正常 □ 低下		
肌力	躯干	□ 正常 □ 低下		
	左上肢耐力	□ 正常 □ 尚可 □ 不好 □ 极差	右上肢耐力	□ 正常 □ 尚可 □ 不好 □ 极差
	左下肢耐力	□ 正常 □ 尚可 □ 不好 □ 极差	右下肢耐力	□ 正常 □ 尚可 □ 不好 □ 极差
肌张力	头、颈	□ 正常 □ 低下 □ 高张	躯干	□ 正常 □ 低下 □ 高张
	左上肢	□ 正常 □ 低下 □ 高张	右上肢	□ 正常 □ 低下 □ 高张
	左下肢	□ 正常 □ 低下 □ 高张	右下肢	□ 正常 □ 低下 □ 高张

3. 运动功能

平衡协调反应	□ 无 □ 有 说明:
随意运动控制	□ 正常 □ 尚可 □ 不好 □ 极差 说明:

步态功能	□ 痉挛步态 □ 偏瘫步态 □ 截瘫步态 □ 不对称步态 □ 跛行和强直步态 □ 其他
步行能力	□<50 m □50~100 m □101~300 m □301~500 m □501~1000 m
身体结构	□ 正常 □ 缺如 说明:

三、环境评估

居家、社区障碍	住所内：□ 卧室 □ 卫生间 □ 床上 □ 餐桌、书桌 □ 厨房 □ 其他 住所外：□ 社区 □ 超市 □ 银行 □ 其他 □ 生活环境 □ 移动环境 □ 交流环境

四、辅助器具适配评估服务建议

功能障碍简况				
辅助器具适配目的				
辅助器具处方	建议辅助器具名称及型号	人体测量参数	功能要求	辅助器具作用
辅助器具训练要求				
注意事项				
评估人员：			日期：	

2. 适配

根据以上评估结果，为患者适配身体防护和身体稳定辅助器具。适配记录表如表4-13-2所示。

表 4-13-2　辅助器具适配记录表

辅助器具适配单位：				个案编号：	
一、基本信息					
姓名		性别		年龄		电话	
主要功能障碍					
适配辅助器具类型	□ 医疗辅助器具　□ 训练技能辅助器具　□ 假肢、矫形器　□ 护理和防护辅助器具 □ 移动护具　□ 家务辅助器具　□ 家具及配件　□ 沟通和信息辅助器具 □ 处理物品的辅助器具　□ 环境改善辅助器具　□ 休闲辅助器具				
	□ 教育辅助器具　□ 生活辅助器具　□ 就业辅助器具　□ 建筑物改造辅助器具				
	□ 成品　□ 生组合技术　□ 改制　□ 定制				

辅助器具 名称	数量	辅助器具设计要求 及目的	规格型号	主要部件及厂名	备注

二、辅助器具适配情况记录

定、改制记录	
附件资料	

三、适配检验

辅助器具适配结果 是否符合原处方要 求	□ 完全符合 □ 功能、形式与原处方符合,部分规格及零配件略有出入,但大致符合 □ 功能、形式与原处方有显著差异,不符原处方精神 □ 建议调整处方 □ 其他说明:＿＿＿＿＿＿＿＿＿＿
修改调整与 使用训练	□ 不需要修改调整 □ 经修改调整后已符合使用要求 □ 建议加强使用训练 □ 其他要求:＿＿＿＿＿＿＿＿＿＿
辅助器具适配 前后对比评价	适配前困难程度 "△"＿问题,"○"＿问题,"◇"＿问题 活动限定值 % 0　5　　　25　　　50　　　95　100 适配后困难程度 活动限定值 % 0　5　　　25　　　50　　　95　100
使用注意事项	

适配者	检验	日期	审核	日期

坐式坐便器更适合起身、下蹲困难的老年人使用。一般老年人适用的坐便器高度约430 mm，而轮椅老年人适用的坐便器高度应与轮椅坐高相当，约 500 mm。坐便器的辅助器具多设置在坐便器两侧，采用防滑材质。坐便器辅助扶手可在如厕行为过程中辅助支撑老年人安全、便利地完成落座、起身等动作，帮助老年人控制肢体平衡。但由于个体差异，不同使用对象与坐便器及扶手的交互尺度也有所差异，如图 4-13-21 所示。

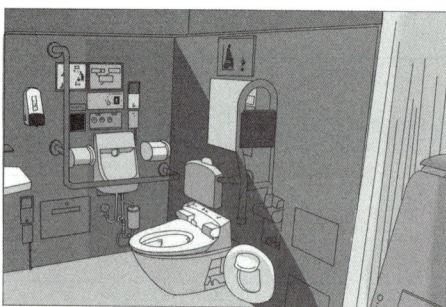

图 4-13-21　坐式坐便器

对于轮椅老年人，淋浴空间宽度应设定在 80 cm 以上。此外，淋浴喷头的设计应考虑到老年人行为能力的差异性，兼顾站姿淋浴和坐姿淋浴的需要，如图 4-13-22 所示。

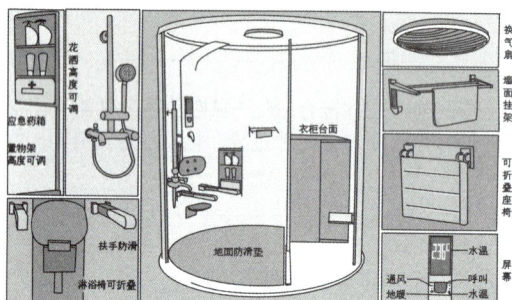

图 4-13-22　淋浴空间设计

3. 跟踪回访

跟踪回访记录表如表 4-13-3 所示。

表 4-13-3　跟踪回访记录表

回访人员：_____　服务地域：___区___街道___社区　　　　　电话：_____				
个案标号：_____				
回访项目名称：_____				
回访日期：　年　月　日				
基本情况	个案姓名		性别		出生日期		开案时间	
	家庭地址				联系电话		残疾类型与等级	
	生活自理	□ 完全自理 □ 需要他人部分帮助 □ 完全依赖他人帮助				
辅助器具适配的回访情况	适配辅助器具类型	□ 医疗辅助器具　□ 训练技能辅助器具　□ 假肢、矫形器　□ 护理和防护辅助器具				
		□ 移动护具　□ 家务辅助器具　□ 家具及配件　□ 沟通和信息辅助器具				
		□ 处理物品的辅助器具　□ 环境改善辅助器具　□ 休闲辅助器具				

	适配辅助器具名称	辅助器具适配时间	辅助器具适配状态	辅助器具使用情况
辅助器具适配的回访情况			□ 首次 □ 第二次 □ 第 次	□ 坚持使用 小时 / 天 □ 弃用
			□ 首次 □ 第二次 □ 第 次	□ 坚持使用 小时 / 天 □ 弃用
			□ 首次 □ 第二次 □ 第 次	□ 坚持使用 小时 / 天 □ 弃用
	适配辅助器具主要作用	□ 稳定和支持 □ 固定和保护 □ 预防 / 矫正畸形 □ 抑制痉挛 □ 提高功能 □ 代偿肢体部分功能 □ 其他:		
	辅助器具适用环境	室内:□ 卧室 □ 洗手间 □ 床上 □ 餐桌、书桌 □ 其他: 室外:□ 社区 □ 学校 □ 工作场所 □ 外出 辅助器具在上述环境中是否顺畅, 有无问题: _____		
	使用效果	□ 提高生存质量 □ 改善独立生活能力 □ 就学 □ 就业 □ 其他:		
	弃用原因	□ 个案自身因素 □ 辅助器具使用训练缺乏 □ 辅助器具处方不当 □ 辅助器具适配不当 □ 辅助器具损坏 □ 其他:		
	个案满意度	□ 满意 □ 不满意 □ 原因:		
	回访结果	□ 现辅助器具符合实际应用 □ 辅助器具使用训练 □ 检查修改 □ 重新适配 □ 其他:		
结案	结案原因	□ 现辅助器具符合实际应用 □ 案主不愿意继续接受服务 □ 情况有变 (如案主死亡) □ 其他:		
	个案确认	个案知道服务已结束并知道在有需要时如何得到服务 □ 是 □ 否		
	备注			

个案签字: 结案人: 结案日期: 督导签字:

二、操作注意事项

（1）应提前充分了解患者的真实困难与需求，为其适配最合适的产品。

（2）辅助器具使用初期应提前示范，并及时跟进使用情况。

（3）注意沟通交流方式，充分尊重患者意愿。

（4）辅助器具适配时注意避免功能过多重复。

【实践思考】

如何将个人卫生辅助器具适配与居家无障碍改造行动相结合，使个人卫生辅助器具更好地为有需求的老年人服务，使辅助器具的适配率、使用率做到最优化设置，而不是摆设？

【技能工单】

技能名称	个人卫生辅助器具的选择与应用	学时		培训对象	
学生姓名		联系电话		操作成绩	
操作设备		操作时间		操作地点	
技能目的		1. 了解个人卫生辅助器具的种类及特点。 2. 学会个人卫生辅助器具的适配。 3. 了解设计思路和产品特点。 4. 能正确指导他人学习和使用个人卫生辅助器具。 5. 具备与患者的沟通交流能力。			
技能实施	病情分析				
	设计思路				
	身体参数测量				
	使用方法				
	示范实践				
	学习体会				
教师评价					

【活页笔记】

技能名称	个人卫生辅助器具的选择与应用	姓名		学号	
实践要求	结合技能实施流程，开展实践练习。3人进行个人卫生辅助器具适配的模拟操作，1人扮演老年人，1人扮演老年人家属，1人进行模拟操作。完成后再交换角色实践练习。				
实践心得体会					
反思与改进					
教师评价					

模块 5：沟通和信息辅助器具

【模块描述】

耳聋造成大脑认知负荷和结构功能改变，不仅影响患者对声音的感知，还会引发一系列日常交流和社交障碍，造成社会融入降低。对于中度至重度听力损失的患者，助听器验配是应用最广泛的听力干预手段之一。合理适配和佩戴助听器，能帮助患者重拾听力，使其通过辅听设备回归主流社会。助听器是否合格，对使用者有较大影响。不合格的助听器，不仅不能充分利用使用者的残留听力，还会进一步加重使用者的残疾程度，尤其对听损儿童的影响更大，会造成遗恨终生的永久性伤害。

助视器主要分为光学助视器（凸透镜、棱镜、平面镜、望远镜）和非光学助视器（大字印刷品、闭路电视助视器等），光学助视器在使用上又可分为近用助视器和远用助视器。根据患者的实际情况选择合适的助视器，同时根据患者的视力情况确定正确的助视器度数，有助于患者在使用后达到视力矫正的效果。

视力功能障碍者由于视力上的缺陷，在生活与学习中需要用到特殊的器具。绘画和书写辅助器具是一类帮助视力功能障碍者进行绘画和书写的盲用文具，主要包括盲文板、盲文点字笔、盲文纸、盲人打字机和盲人套尺，这些器具操作简单。根据患者的实际情况选择合适的绘画和书写辅助器具，有助于患者在使用过程中得心应手，避免因为辅助器具选择不当给患者带来不便。

记录、播放和显示视听信息辅助器具主要针对视力、听力及言语沟通等功能障碍的患者，通过各种辅助装置、设备减轻或消除患者的视力、听力及言语沟通障碍，最大限度弥补患者的功能缺损，提升其生活品质。记录、播放和显示视听信息辅助器具包括听书机、无线辅听系统以及听障沟通系统。针对不同障碍类型的患者，需要选择相应的辅助器具，用以改善功能障碍者的视力、听力及言语沟通能力。

面对面沟通辅助器具主要是针对有沟通障碍的听力、言语、智力、精神残疾患者，通过设备扩大或替代沟通，增加患者的沟通能力，提升其生活品质。沟通辅助器具运用电脑软件将沟通图形库系统、动画与真人语音整合，并充分应用在不同平台上，延伸患者沟通的可能性，让患者表达内心想法，并结合语言训练策略与情景图库，改善患者的语言沟通能力。

报警、指示和提醒辅助器具主要是针对有生活障碍和安全隐患的视力、听力、言语、智力、精神残疾患者，通过设备扩大或替代报警，增强患者的危机意识及应对危险情况的能力，保护患者的生命健康安全。

阅读在人类生活中起着重要作用，视力障碍或其他方面的残缺造成了患者在阅读上的困难，使其接收文字图片信息时，在时间和信息容量上滞后于常人。阅读辅助器具为患者的日常生活带来了巨大便利。根据患者的不同需求，阅读辅助类器具分为翻书器、阅读架、文字转语音阅读器。

【学习目标】

掌握

（1）助听器和助视器的适配和使用方法。

（2）绘画、书写、记录、播放、显示视听信息、面对面沟通、报警、指示、提醒、阅读等辅助器具的适配和使用方法。

熟悉

（1）助听器和助视器的特点。

（2）绘画、书写、记录、播放、显示视听信息、面对面沟通、报警、指示、提醒、阅读等辅助器具的特点。

了解

（1）助听器和助视器的类型和材质。

（2）绘画、书写、记录、播放、显示视听信息、面对面沟通、报警、指示、提醒、阅读等辅助器具的类型和材质。

技能 14
助听器的选择与应用（FJ-14）

【技能目标】

知识目标

（1）掌握各种助听器的特点。

（2）熟悉助听器的适配和使用。

（3）了解助听器的种类和材质。

能力目标

（1）能根据患者的实际情况选择合适的助听器。

（2）掌握各种助听器的使用方法，并对患者进行指导。

素质目标

（1）通过根据患者情况进行助听器的适配，培养学生分析问题、解决问题的能力。

（2）通过为患者进行助听器的适配，培养学生的沟通和实践能力。

（3）通过对患者进行使用方法指导，培养学生关爱患者、尊重患者等品质。

【相关知识】

一、认识助听器

助听器是一个小型扩音器，通过特殊的电子线路，将外界的声音信号转化为电信号。这个过程可以将声音放大，使听障者能够利用残余听力捕捉到声音，并将其送到大脑听觉中枢，从而听到声音。助听器按传导方式分为气导助听器和骨导助听器。

1. 气导助听器

气导助听器通过空气，将声音从外耳、中耳向内耳的听觉神经传递，分为盒式、耳背式、耳内式、耳道式和深耳道式，如图 5-14-1 所示。此类助听器是主流，占助听器总使用量的95% 以上。

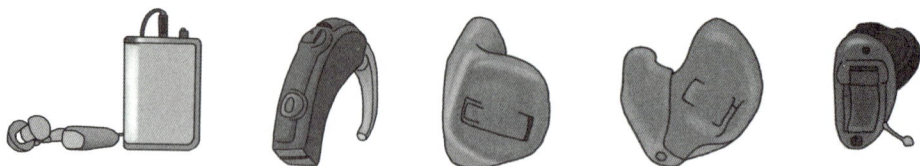

图 5-14-1　气导助听器

（1）盒式助听器：又叫体佩式或口袋式助听器。通常放在衣服口袋里或特制的小袋中。使用时耳机插在外耳道，盒子放胸前衣袋里，如图 5-14-2 所示。

盒式助听器的优点是干扰小，功率大，使用方便，容易调节，使用时间长，价格低廉，可满足耳聋程度较重者的需要。但是，盒式助听器放在衣袋里会产生摩擦声，影响语言辨别，佩戴时很显眼，有时会觉得不方便。此类助听器体积较大，适于老年人及手指活动不方便者使用，不适合小儿佩戴。

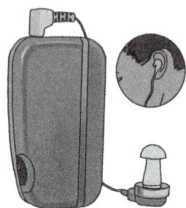

图 5-14-2　盒式助听器

（2）耳背式助听器：外形为 3~4 cm 长弯钩形。传音器、放大器、接收器等均装在呈长钩形的小盒内，外形纤巧，依赖一个弯曲成半圆形的硬塑料耳钩挂在耳后，放大后的声音通过一根塑胶管经耳钩送入耳道，如图 5-14-3 所示。此类助听器功率大，噪声低，失真小，佩戴方便，分为小功率、中功率、大功率等不同类型。

注意事项：耳背式助听器会因使用者出汗而受潮，加速元器件的老化。其次，此类助听器需要专门配制一个耳模，初用时会不太习惯，调节也不太方便；但其优点是无导线，体积小巧，较隐蔽，干扰小，可装上感应线圈增加听电话的功能。儿童不宜使用需要手动调整的助听器，数字助听器可根据坏境自动调节音量和麦克风方向，更加适合儿童。

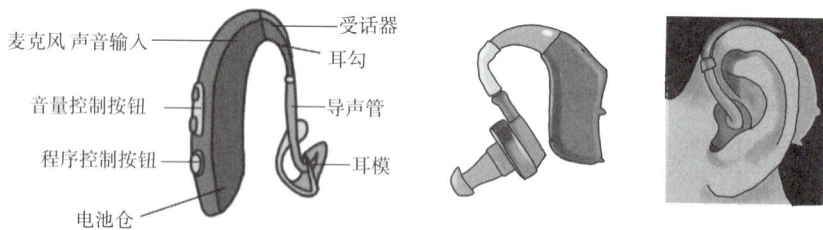

图 5-14-3　耳背式助听器

（3）耳内式助听器：又称耳甲腔式助听器，是一种微型助听器，外壳根据患者耳样定制。麦克风、放大器和耳机全部装在定制的外壳内，外部不需要任何导线和软管，比较隐蔽轻便，如图 5-14-4 所示。比起耳背式助听器，耳内式助听器更符合人耳感受声音的自然位置，根据其在耳内的位置，可分为位于整个耳甲腔内的耳甲腔式（ITE-full shell）、位于部分耳甲腔内的半耳甲腔式（ITE-half shell）和小耳甲腔式（ITE-low shell）三种类型。

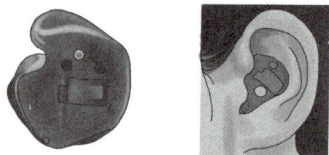

图 5-14-4　耳内式助听器

耳内式助听器的输出功率较大，适合听力损失范围较宽的患者，更换电池、调节音量等操作比耳道式和深耳道式更容易，价格更经济；不适合耳道未发育定形的儿童使用。头部易出汗的患者佩戴耳背式助听器易受潮损坏，可考虑选择耳内式助听器。耳内式助听器的缺点包括麦克风与受话器的位置较近，比耳背式助听器更容易产生声反馈；老年人及双手欠灵活者使用时，更换电池、调节音量不太方便；耳内式助听器充满整个耳甲腔，有些患者会因过多皮肤受封闭而感到不舒服，且容易产生堵耳现象；耳内式助听器虽然小巧，但功能有限，如果听力损失严重，耳背式助听器会更加合适。

（4）耳道式助听器：耳道式助听器适用于轻、中、重度耳聋患者，是高精度的个人专用助听器。外壳根据患者耳形专门设计制造，佩戴时非常服帖、严密，确保声音密闭且使用时佩戴舒适，体积比耳内助听器小，无外接导线，可最大限度地模仿人耳对声音的传送过程，如图 5-14-5 所示。

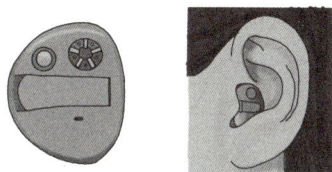
图 5-14-5　耳道式助听器

耳道式助听器置于耳道内，佩戴隐蔽，不易为人察觉，满足了使用者对自身佩戴助听器的形象要求。儿童耳道未发育成熟不宜佩戴，耳道畸形、狭窄及溃疡患者不宜佩戴。

（5）深耳道式助听器：体积最小、最隐蔽的助听器。根据使用者的耳道定制，声音放大性能更接近正常人。深耳道式助听器具有一般耳道式助听器的所有优势，如图 5-14-6 所示。

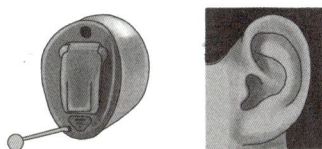
图 5-14-6　深耳道式助听器

深耳道式助听器置于耳道深处，旁人几乎看不见，能极大满足使用者对自身外观形象的要求，也能充分利用人的耳道结构对声音尤其是低频部分进行提升。由于深耳道助听器的声音输出口离人耳鼓膜很近，助听器输出的声音能立即到达鼓膜，输出增益和波形不会衰减，保证了足够的声能和音质保真度。深耳道式助听器的缺点包括使用范围窄，仅适用于轻、中度耳聋者；耳道未发育成熟的儿童不宜佩戴。助听器越小，插入和移除的难度越大。

2. 骨导助听器

骨导助听器是将音频信号转变为振动信号，通过颅骨直接传递给内耳和听神经，从而触动内耳耳蜗淋巴液里的听觉神经，使他们感受到外界的声音，即这类助听器拾取的声音不经过外耳和中耳，通过人脑颅骨直达内耳。骨传导助听器分为骨导非植入式助听器和骨导植入式助听器，骨导非植入式助听器的一般类型有眼镜式和头夹式；骨导植入式助听器是一种半植入式的助听装置，适用于传导型或混合型聋、单侧极重度感音神经性聋患者。根据植入装置是否与外界相通，骨导植入式助听器又可分为两种：①部分植入装置暴露在皮肤外面的穿皮骨导植入式助听装置；②植入装置包埋在皮肤里面的经皮骨导植入式助听装置。

（1）眼镜式骨导助听器：将麦克风、放大器、电池仓、音量控制旋钮和振动器安装在眼镜臂上，通过振动方式将声音传送至耳蜗。此类助听器能满足屈光不正与听觉障碍双重缺陷人士的需求，而且外观时尚，佩戴不显眼，适合商务和爱美人士，如图5-14-7所示。但是，眼镜式骨导助听器有功率限制，骨导的平均听阈须低于一定值（如50分贝）。

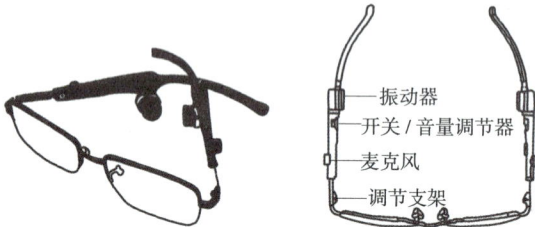

图 5-14-7　眼镜式骨导助听器

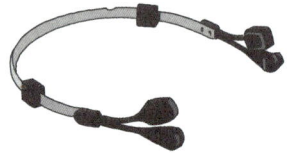

振动器
开关 / 音量调节器
麦克风
调节支架

图 5-14-8　头夹式骨导助听器

（2）头夹式骨导助听器：与眼镜式骨导助听器类似，头夹式骨导助听器的元件安装在一个类似发夹的金属支架上。此类助听器易于佩戴，外观时尚，如图5-14-8所示。

骨导非植入式助听器的优点是外观时尚，不需要手术安装，价格低廉，且全龄段适用。但由于皮肤厚度等原因，骨导非植入式助听器的效果没有骨导植入式助听器好，骨导非植入式助听器的助听频率较窄，对低频与高频的补偿不太理想，对总体听力所需要的补偿也难以完全到位；其次，骨导振子须紧贴在头部，且贴位的力量不能小于振子振动时离开的力量，这会使局部皮肤不适；此外，长期佩戴会引起受压部位的皮肤变硬，且在压力部位形成永久性凹陷和疼痛。

（3）穿皮骨导植入式助听装置：穿皮骨导植入式助听装置有一个与颅骨骨质相融合的钛金属植入体，通过与外界相通的穿皮装置连接言语处理器。言语处理器拾取外界声音，经电磁信号转换后，通过植入颅骨内的钛金属植入体引起高效振动将声信号传递给耳蜗，从而产生听力。目前临床使用较为广泛的有澳大利亚科利耳（Cochlear）公司的骨锚式助听器（bone-anchored hearing aid, BAHA）和丹麦奥迪康（Oticon）医疗公司的Ponto，如图5-14-9所示。此类助听器由于存在较多并发症，如钛螺钉骨融合失败，穿皮桥基与外界相通致其周围皮肤、软组织过度增生和感染等，目前临床使用不多。

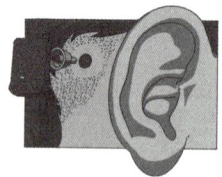

图 5-14-9　骨锚式助听器

（4）经皮骨导植入式助听装置：经皮骨导植入式助听装置有一个与颅骨骨质相融合的磁性装置，通过皮肤外面的外部线圈装置连接言语处理器，如图5-14-10所示。目前临床比较常用的经皮骨导植入式助听装置是振动骨桥，其外观隐蔽；由于没有穿皮桥基，术后并发症较少；由于振子植入在乳突骨质内，骨震动传导效率更高；少数听损者使用后皮肤压迫

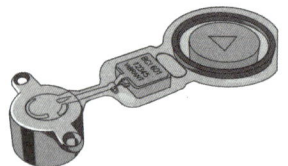

图 5-14-10　经皮骨导植入
式助听装置

处出现疼痛和红疹。

（5）中耳植入装置：听觉处理器的麦克风收集声音，声音处理器将声音转换为电信号并放大，放大的电脉冲透过皮肤传递到植入体，植入体将接收到的电信号传递至漂浮质量传感器，漂浮质量传感器再将电信号转换为机械振动并直接驱动中耳结构（如听骨链）使之产生振动，该振动能量通过圆窗或卵圆窗传到内耳，使耳蜗产生听觉，如图5-14-11

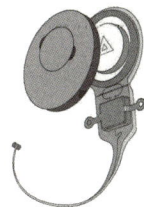

图5-14-11　中耳植入装置

所示。目前临床常用的中耳植入装置是振动声桥，但由于术中可能会引起面神经损伤、感音神经性听力损失、耳鸣、听骨链损伤、砧骨长脚坏死等并发症，其远期效果有待考证。

骨导助听器几乎适用于除婴幼儿外的全年龄段，适应证包括：①先天性外耳发育不全（如外耳道闭锁、狭窄、无耳廓），中耳有先天畸形；②传导性听力损失量比较大，外耳疾病，中耳疾病（如化脓性中耳炎）；③传导性听力损失但骨传导听力正常，或骨传导听力损失不大于一定值。

二、助听器的适配

听力障碍患者须经临床治疗无效，病变完全稳定后才考虑适配助听器。助听器的适配需要综合考虑患者的年龄、听力损失的类型和严重程度，以及其他个人因素，并在专业验配师的指导下进行。适配助听器时，要注意以下几点：①适配前需要由专业技术人员进行听力诊断；②适配时，要了解助听器的主要电声性能指标，适配与听力损失相匹配的助听器；③注意调试评估，患者若佩戴助听器1~2周还不能适应，应找相关的验配师进行调试。表5-14-1为助听器的适配建议。

表5-14-1　助听器的适配建议

患者情况			适配类型	特点
儿童	气传导听力正常		耳背式助听器	配有远程麦克风，成人佩戴无线麦克风，儿童可在背景噪声或其他事物干扰下清楚听到来自无线麦克风的声音；随着儿童年龄增长，仅需要对耳模进行重新定制
	气传导听力受损或无法佩戴气导助听器		骨导植入式助听器	声音更加自然
成年人	气传导听力正常	重度听力受损	盒式或耳背式助听器	功率大，调节和更换电池等操作方便
		轻、中度听力受损	耳内式、耳道式或深耳道式助听器	较隐蔽，功率较小，调节和更换电池等操作不方便
	气传导听力受损或无法佩戴气导助听器		骨导非植入式助听器	隐蔽性好，对头部有压迫感，佩戴舒适度不佳
			骨导植入式助听器	声音更加自然
老年人	气传导听力正常		盒式或耳背式助听器	功率大，调节和更换电池等操作方便
	气传导听力受损或无法佩戴气导助听器		骨导非植入式助听器	隐蔽性好，对头部有压迫感，佩戴舒适度不佳

注意事项：适配或佩戴助听器不当可能导致助听无效或效果甚微，甚至导致听力进一步受损。因此，助听器的适配一定要在专业验配师指导下进行，还要用科学规范的方法进行听力训练，这样才能获得较好的效果。

三、助听器的训练

患者佩戴助听器需要经过一段时间的适应性训练（表5-14-2），才能对声音产生认知。适应性训练的成功与否是决定助听器适配周期长短的重要因素。

表 5-14-2　助听器的适应性训练

时间	佩戴环境	动作
第一周	熟悉的家庭环境	辨识简单的声音，如闹钟滴答声、椅子转动声、水流声及关门声，时间控制在1~2小时
第二周	安静的室外	观看事物，并把听到的声音合理分配于这些事物，闭上眼睛，重复这个过程
第三周	普通公共场所	调节音量，直至感觉舒适为止，试着进行正常谈话，时间不宜太久
第四周	尽情体验周围的声音	去商店、饭店、音乐会，去旅行，发现各种各样的声音

注意事项：刚开始佩戴助听器时，时间不宜过长，保持在1~2小时，而后慢慢增加佩戴时间。感到神经紧张或疲倦时，应取下助听器，休息数小时。此外，佩戴时应控制声量，不要将声量调得太高。

【技能导入】

陈先生，58岁，经耳镜检查发现双耳鼓膜穿孔，处于重度听力下降阶段，左耳属传导性听力损伤，右耳属神经性听力损伤。请为陈先生适配助听器，并教会他使用。

【技能分析】

一、主要健康问题

患者重度听力受损：58岁，双耳鼓膜穿孔，处于重度听力下降阶段，左耳属传导性听力损伤，右耳属神经性听力损伤。

二、制订方案

根据患者双耳听力检查情况，如果气传导听力正常，则建议选配盒式或耳背式助听器；患者听力属于重度受损，推荐选用功率较大的耳背式助听器，保证患者可以听到外界声音。

三、训练目标

为了患者更好、更长久地使用耳背式助听器，需要进行一些适应性训练，引导其辨识简单的声音，并与其进行简单的交谈，逐渐提升其对声音的辨识能力和熟悉度。

【技能实施】

一、操作流程

操作流程如图 5-14-12 所示。

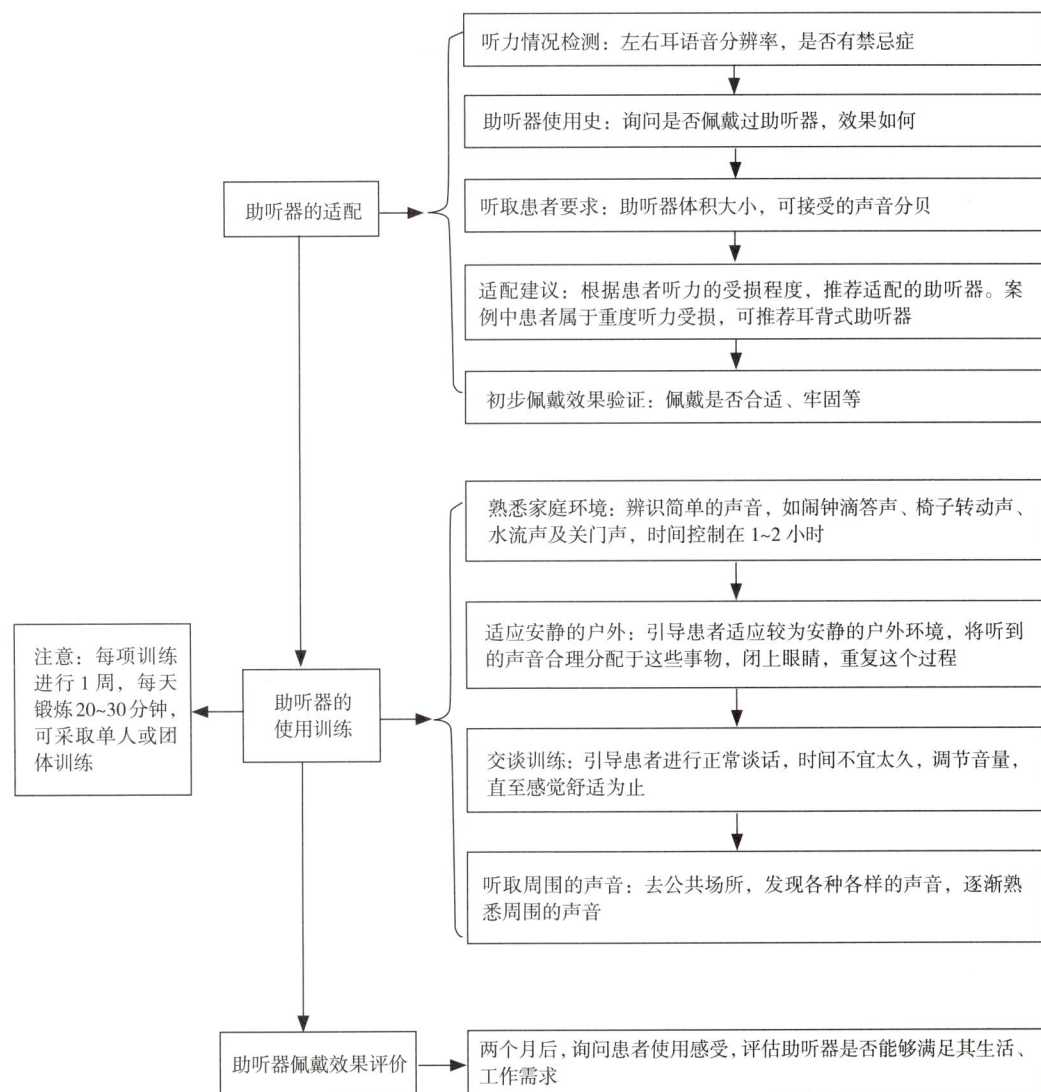

图 5-14-12　操作流程

二、操作注意事项

（1）操作前应充分了解患者的基本情况，并仔细聆听患者的需求。

（2）训练期间需要认真观察患者佩戴助听器的反应，尤其是不良反应。

（3）当患者在佩戴初期出现强烈的拒绝佩戴现象时，不能采取强制措施，应设法转移其对助听器的注意。

（4）注意与患者的沟通交流方式。

（5）每个频程都要对患者进行听阈测试，精确调试助听器的音量、音调，使患者的听力损失得到最佳补偿。

【实践思考】

（1）为儿童或老年人适配助听器时，需要额外注意什么？

（2）对于听力损失程度不同的患者，在处理方式上有什么区别？

（3）后期跟踪随访过程中应着重注意哪些问题？

【技能工单】

技能名称	助听器的选择与应用	学时		培训对象	
学生姓名		联系电话		操作成绩	
操作设备		操作时间		操作地点	
技能目的		1. 掌握助听器的种类及特点。 2. 学会助听器的使用及调试。 3. 能正确使用助听器。 4. 能正确指导他人学习和使用助听器。 5. 具备与患者的沟通交流能力。			
技能实施	病情分析				
	助听器的选择				
	听力情况的检测				
	助听器的使用方法				
	示范实践				
	学习体会				
教师评价					

【活页笔记】

技能名称	助听器的选择与应用	姓名		学号	
实践要求	结合技能实施流程，开展实践练习。3 人进行助听器适配的模拟操作，1 人扮演老年人，1 人扮演老年人家属，1 人进行模拟操作。完成后再交换角色实践练习。				
实践心得体会					
反思与改进					
教师评价					

技能 15
助视器的选择与应用（FJ-15）

【技能目标】

知识目标

（1）掌握各种助视器的特点。

（2）熟悉助视器的适配和使用。

（3）了解助视器的种类及其作用原理。

能力目标

（1）能根据患者的实际情况选择合适的助视器。

（2）能根据患者的实际情况对助视器进行正确的度数调节。

（3）掌握各种助视器的使用方法，并对患者进行指导。

素质目标

（1）通过根据患者情况进行助视器的适配，培养学生分析问题、解决问题的能力。

（2）通过助视器度数测量、调节等训练，培养学生的动手实践能力。

（3）通过对患者进行使用方法指导，培养学生关爱患者、尊重患者等品质。

【相关知识】

一、认识助视器

助视器是能够改善或提高视力残疾患者视觉能力的任何一种装置或设备，与助听器相似，助听器能使听力差的人听到他原来听不到的声音，而助视器可以使视力残疾患者看清他原本看不到或看不清的东西。助视器主要分为光学助视器（凸透镜、棱镜、平面镜、望远镜）和非光学助视器（大字印刷品、闭路电视助视器等）。

1. 光学助视器

光学助视器的凸透镜或光学系统具有放大作用，使物体成像变大，可以使视力残疾患者看清原来看不到或看不清的小物体。在使用上，光学助视器又可分为近用助视器和远用助视器两种。

（1）近用助视器：又称"放大镜"，用来观察近距离的物体。近用助视器有不同的放大倍数，一般为2~6倍。使用近用助视器时，应将目标放在物距的附近，才能观察清晰，眼睛要靠近镜片，以便增大视场，同时也能减少高倍放大镜引起的观察物变形。

常用的近用助视器有眼镜助视器、近用（或中距）望远镜、手持放大镜、立式放大镜等。

①眼镜助视器：与一般眼镜并无很大区别，只是屈光度数较高，为4D~40D，且都为正透镜，如图5-15-1所示。

优点：可根据人眼的视力不同，选用不同的品种，有固定的放大作用，视野大，美观方便，可与其他助视器联合使用。

缺点：阅读距离近，景深短，须在光学中心阅读，旁中心注视者使用有一定困难。

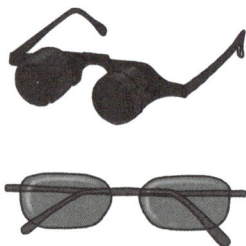

图 5-15-1　眼镜助视器

②近用望远镜：看近处用的望远镜称为近用望远镜，如图5-15-2所示。

优点：工作距离可以稍远。

缺点：景深短，视野小。

③手持放大镜：手持放大镜是手持的、可在离眼不同距离处使用的正透镜，如图5-15-3所示。

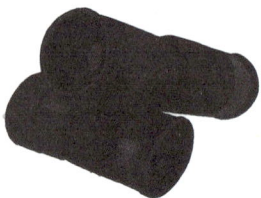

图 5-15-2　近用望远镜

优点：工作距离可以改变，价格便宜，适合短时间使用。

缺点：需要手持使用，无双眼单视。

④立式放大镜：是固定在一个立式架子上的放大镜，如图5-15-4所示。立式放大镜可解放双手，使用方便，因此更加为低视力患者所喜欢，尤其适用于较长时间的阅读；但由于使用距离是固定的，必须佩戴阅读眼镜。

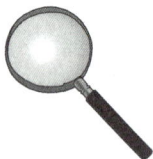

图 5-15-3　手持放大镜

优点：可以腾出双手工作，使用方便，适用于长时间阅读。

缺点：使用距离固定，需要配合辅助设备使用。

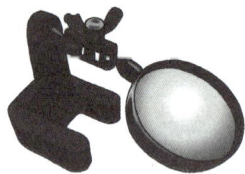

图 5-15-4　立式放大镜

（2）远用助视器：又称"望远镜"，用来观察远处的物体，最好在静态使用，如图5-15-5所示。远用助视器由两组镜片组成，结构较复杂，可根据物体不同的距离进行调节，从而观察到清楚的物像。需要注意的是，放大倍数越大，手持观察的效果越差，视场也越小。

望远镜系统主要分为两类：一类是伽利略（Galilean）望远镜，包括一个物镜（正透镜）及一个目镜（负透镜），常用的放大倍数是两倍，物像为正像，可为调焦式或非调焦式，光学设计比较简单，重量轻，镜筒短，可装在眼镜上；另一类是开普勒（Keplerian）望远镜，目镜和物镜均为正透镜，但后者较前者屈光度大许多，此类望远镜产生的物像是倒像，须加三棱镜装置将倒像变为正像，因此同等放大倍数的开普勒望远镜的镜筒比伽利略望远镜要长一些，重量也要重一些，很少装在眼镜上，多数设计成调焦式，但其周边畸变轻，成像质量及亮度均较理想。

低视力门诊常用的远用助视器主要有以下类型：

①双目眼镜式望远镜：一般是伽利略望远镜，放大倍数 2~4 倍，如西安产 2.5 倍全直径望远镜（可调焦），长春产 4 倍全直径头盔式望远镜。

②单筒手持式望远镜：一般是开普勒望远镜，放大倍数 2~8 倍，甚至可到 10 倍，多数可通过伸缩镜筒的长度来调焦，所以看近、看远都可以。如患者视力在 0.1 或以上，可使用 2~2.5 倍的望远镜，当视力低于 0.1，必须使用 4~8 倍望远镜，这种望远镜也有做成微型的，如指环式或戒指式。

③卡式望远镜：用于戴眼镜的患者，卡在患者的眼镜上，短时间使用。

④双焦点望远镜：这种望远镜的上方为非调焦性 2.5 倍的远用望远镜，下方为近用望远镜，特别适合于需要不断变换远近目标的患者使用。

（a）双目眼镜式望远镜　（b）单筒手持式望远镜　（c）卡式望远镜　（d）双焦点望远镜

图 5-15-5　远用助视器

另外还有一些特殊类型的望远镜，如全视野望远镜，又称"接触镜望远镜"，患者戴一个高度近视的接触镜，即望远镜的目镜，再戴一副正球镜片的普通眼镜，即望远镜的物镜，这种望远镜特别适合于高度近视且佩戴角膜接触镜的患者使用。

2. 非光学助视器

非光学助视器不是利用凸透镜或光学系统的放大作用，而是通过改变周围环境来提高患者的视力。例如，改善患者环境中的照明条件。多数低视力患者在暗光下看不清报纸上的字，但通过增强照明便可以很容易地读报了。因此，照明便属于非光学助视器。又例如，一般人阅读的《参考消息》与普通报纸的字号大小一样，但为老年人准备的《参考消息》是用大字号印刷的，老年人看起来不费力。因此，大字号报纸、大字号杂志等印刷品也属于非光学助视器。此外，阅读架、防止外界光线直接射入眼内引起视力下降的太阳帽，以及可滤过短波光线的太阳镜等都属于非光学助视器。

闭路电视助视器，又称"影像放大器"，放大倍数高，视野大，有正常阅读距离，对比度可以改变，可用于教学，如图 5-15-6 所示。此外，随着多媒体信息技术的进步，各种信息都可以经闭路电视助视器放大后显示出来，使低视力患者的活动空间不再局限于病室。

优点：放大倍数高，视野大，有正常阅读距离，对比度可以改变，可用于教学。

缺点：设备投资较大，最好试用一段时间后再正式购入，以免浪费。

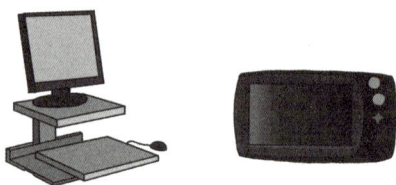

图 5-15-6　闭路电视助视器

二、助视器的适配

常见助视器的适配主要考虑使用地点（室内、室外）、便捷性、美观程度、价格、患者视力情况和具体的使用需求等因素。

1. 常见助视器的特点

常见助视器的特点如表 5-15-1 所示。

表 5-15-1　常见助视器的特点

患者需求	适配类型		适用特点
近用	近用助视器	眼镜助视器	适合室外使用，有固定的放大作用，视野大，美观方便
		近用望远镜	工作距离可以稍远
		手持放大镜	单手使用，工作距离可以改变，价格便宜，适合短时间使用
		立式放大镜	适合室内使用，可腾出双手工作，使用方便，利于长时间阅读
		太字印刷品	无须辅助设备，可以直接阅读，十分方便
		闭路电视助视器	放大倍数高，视野大，有正常阅读距离，对比度可以改变，可用于室内教学
远用	远用助视器	双目眼镜式望远镜	放大倍数 2~4 倍，利于较远距离目标的观察
		单筒手持式望远镜	放大倍数 2~8 倍，可通过伸缩镜筒的长度来调焦，可远近切换。如患者视力在 0.1 或以上，可使用 2~2.5 倍的望远镜；当视力低于 0.1，必须使用 4~8 倍望远镜
		卡式望远镜	用于已戴眼镜的患者，卡在患者的眼镜上，适合短时间使用
		双焦点望远镜	适合于需要不断变换远近目标的患者使用
		全视野望远镜	适合于高度近视且佩戴角膜接触镜的患者使用

2. 患者散瞳验光及配镜处方

（1）屈光检验结果：如表 5-15-2 所示。

表 5-15-2　屈光检验结果

	裸眼视力	球面镜（Sph）	柱镜（Cyl）	轴位（Axial）	最佳矫正视力（BCVA）
左眼					
右眼					

（2）配镜处方：如表 5-15-3 所示。

表 5-15-3　配镜处方

		球面镜（Sph）	柱镜（Cyl）	轴位（Axial）	棱镜（Prism）	棱镜底（Base）	矫正视力（CVA）
远用（Distance）	左眼（OS）						
	右眼（OD）						
近用（Near）	左眼（OS）						
	右眼（OD）						

三、助视器使用训练

根据不同类型的助视器，完成相应的使用训练，如表 5-15-4 所示。

表 5-15-4　助视器使用训练

类型	具体做法	完成情况	备注
眼镜助视器	1. 清洁助视器		
	2. 佩戴助视器		
	3. 观察远、近处的景物		
近用望远镜	1. 调节焦距		
	2. 将助视器贴近双眼		
	3. 观察远、近处景物		
手持放大镜	1. 手持放大镜贴近观察物，拉远或拉近，调节焦距至物体清晰		
	2. 观察物体		
立式放大镜	1. 将放大镜摆放在合适位置，改变距离，调节焦距至物体清晰		
	2. 观察物体		
大字印刷品	观察印刷品是否符合自己的视力水平		
闭路电视助视器	1. 接通电源		
	2. 将观察物与助视器连接		
	3. 调节助视器至显示器上的内容清晰并观察		

续表

类型	具体做法	完成情况	备注
双目眼镜式望远镜	1. 将助视器贴近双眼，调节助视器焦距至远处景物清晰		
	2. 观察景物		
单筒手持式望远镜	1. 根据自己的视力度数选择合适倍数的助视器		
	2. 将助视器贴近双眼，调节焦距至远处景物清晰		
	3. 观察景物		
卡式望远镜	1. 将卡式望远镜装在眼镜上		
	2. 调节望远镜和眼镜		
	3. 观察远处的景物		
双焦点望远镜	1. 分别调节远用望远镜和近用望远镜的焦距		
	2. 用远用望远镜观察远处景物		
	3. 用近用望远镜观察近处景物		

注：（1）使用光学助视器，需要检查助视器镜片是否洁净、无污渍，如果有污渍要先清洁干净再使用。

（2）注意根据患者实际情况和需求适配助视器。

（3）不能长时间用助视器进行观察训练，每隔一段时间要进行适当休息，避免造成用眼过度。

【技能导入】

刘奶奶，69岁，身高165 cm，体重48 kg，由于年龄较大，双眼看近处的东西十分模糊，其余功能正常。刘奶奶喜欢饭后出门散步、买菜等，平时在家里也喜欢读书、看报。请带刘奶奶到医院检查视力并适配助视器，以满足其日常需要。

【技能分析】

一、主要健康问题

刘奶奶年龄69岁，双眼看近处的东西十分模糊，无法满足其平时在家读书、看报等需求，需要适配助视器。

二、制订方案

刘奶奶看近处事物十分模糊，因此应适配近用助视器。另外，刘奶奶平时在家喜欢读书、看报，因此可选择方便佩戴的眼镜助视器，看报时可辅助使用手持放大镜。

三、训练目标

引导刘奶奶清洁适配的近用眼镜助视器，然后进行佩戴，观察是否合适、牢固，缓慢观察远近处、室内外的事物，进行视觉精细训练，逐渐适应周围环境，提升近处观看能力。

【技能实施】

一、操作流程

操作流程如图 5-15-7 所示。

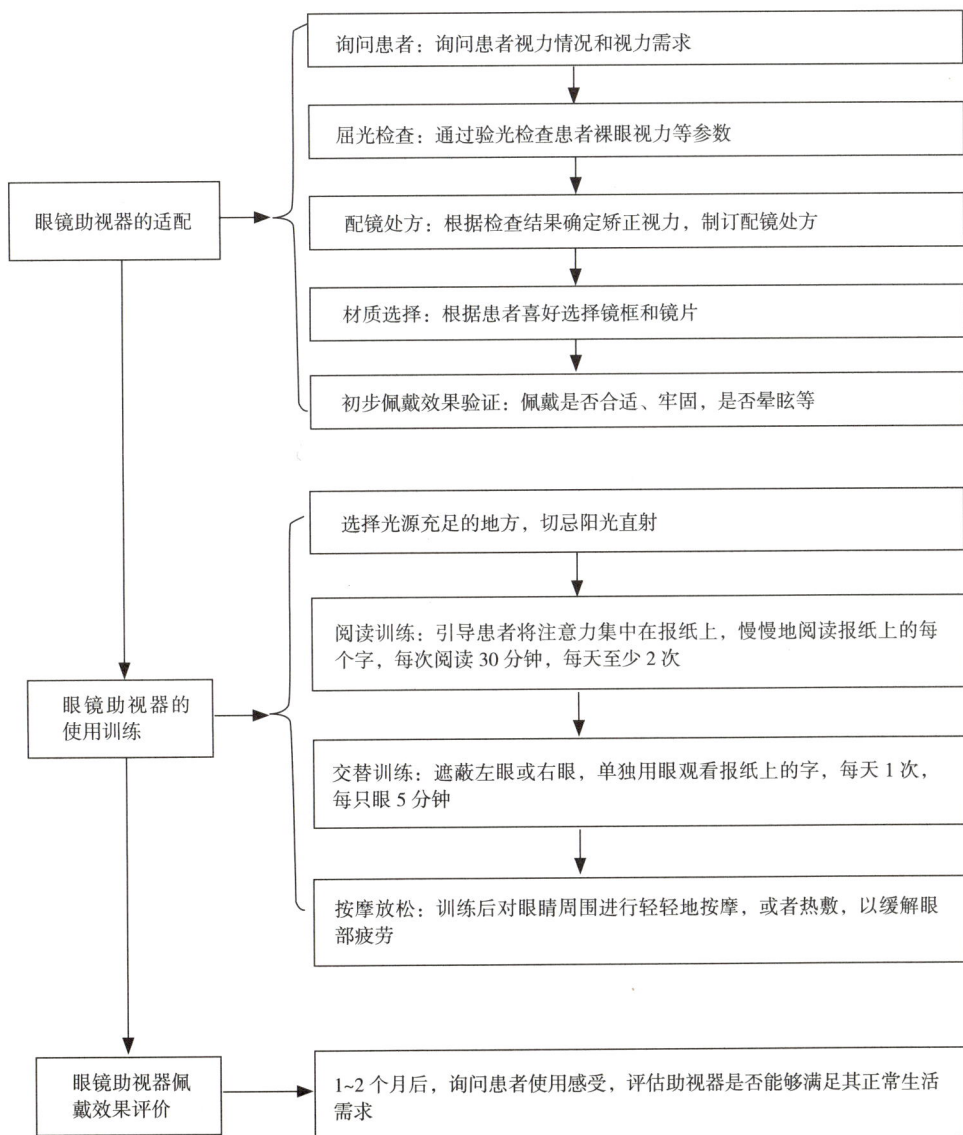

```
眼镜助视器的适配 ─┬─ 询问患者：询问患者视力情况和视力需求
                 │       ↓
                 ├─ 屈光检查：通过验光检查患者裸眼视力等参数
                 │       ↓
                 ├─ 配镜处方：根据检查结果确定矫正视力，制订配镜处方
                 │       ↓
                 ├─ 材质选择：根据患者喜好选择镜框和镜片
                 │       ↓
                 └─ 初步佩戴效果验证：佩戴是否合适、牢固，是否晕眩等

眼镜助视器的
使用训练      ─┬─ 选择光源充足的地方，切忌阳光直射
               │       ↓
               ├─ 阅读训练：引导患者将注意力集中在报纸上，慢慢地阅读报纸上的每个字，每次阅读 30 分钟，每天至少 2 次
               │       ↓
               ├─ 交替训练：遮蔽左眼或右眼，单独用眼观看报纸上的字，每天 1 次，每只眼 5 分钟
               │       ↓
               └─ 按摩放松：训练后对眼睛周围进行轻轻地按摩，或者热敷，以缓解眼部疲劳

眼镜助视器佩
戴效果评价    ─── 1~2 个月后，询问患者使用感受，评估助视器是否能够满足其正常生活需求
```

图 5-15-7　操作流程

二、操作注意事项

（1）操作前应充分了解患者的基本情况。

（2）使用初期应有人协助，并提前示范。

（3）注意与患者的沟通交流方式。

（4）使用过程中应根据患者的实际需求调节助视器。

（5）辅助器具的简单改进、创新等应遵循患者的实际情况。

【实践思考】

（1）面对部分不按照规范使用助视器的患者，你应当如何处理？

（2）对其他不同类型患者进行助视器的适配。

【技能工单】

技能名称	助视器的选择与应用	学时		培训对象	
学生姓名		联系电话		操作成绩	
操作设备		操作时间		操作地点	
技能目的	1. 掌握助视器的种类及特点。 2. 了解检查视力的测试指标和基本流程。 3. 能正确使用助视器。 4. 能正确帮他人选择合适的助视器并教会其使用。 5. 具备分析问题、解决问题的能力。				
技能实施	病情分析				
	助视器的选择				
	视力情况				
	助视器焦距调节				
	助视器使用方法				
	示范实践				
	学习体会				
教师评价					

【活页笔记】

技能名称	助视器的选择与应用	姓名		学号	
实践要求	结合技能实施流程，开展实践练习。3人进行助视器适配的模拟操作，1人扮演老年人，1人扮演老年人家属，1人进行模拟操作。完成后再交换角色实践练习。				
实践心得体会					
反思与改进					
教师评价					

技能 16
绘画和书写辅助器具的选择与应用（FJ-16）

【技能目标】

知识目标

（1）掌握各种绘画和书写辅助器具的特点。

（2）熟悉绘画和书写辅助器具的适配和使用。

（3）了解绘画和书写辅助器具的种类和材质。

能力目标

（1）能根据患者的实际情况选择合适的绘画和书写辅助器具。

（2）能根据患者的实际情况对绘画和书写辅助器具进行调节。

（3）掌握各种绘画和书写辅助器具的使用方法，并对患者进行指导。

素质目标

（1）通过根据患者情况进行绘画和书写辅助器具的适配，培养学生分析问题、解决问题的能力。

（2）通过绘画和书写辅助器具调节等训练，培养学生的动手实践能力。

（3）通过对患者进行使用方法指导，培养学生友善、耐心、细心的品质。

【相关知识】

一、认识绘画和书写辅助器具

绘画和书写辅助器具，又称"盲用文具"，其中盲文板、盲文点字笔、盲文纸与盲文打字机均用于辅助书写，盲人套尺用于辅助绘画。

1. 盲文板

盲文板由盖板和底板组成，盖板上有小方格，每个方格称为一方。底板的每一方有 6 个凹下去的圆点，左、右各分布 3 个。盲文板按照书写规格可分为 4 行 28 方的小板、9 行 30 的中板、27 行 30 方的大板，如图 5-16-1 所示。

特点：①小板在书写时移板次数多，书写不流畅，但体积小，适用盲文纸的种类多，可控性强。②中板在书写时移板次数少，比较流畅，适用盲文纸的种类比小板少，可控性适中。③大板在书写时无需移板，书写流畅，但体积较大，适用盲文纸的种类少，可控性差。

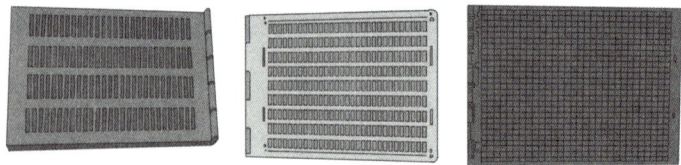

图 5-16-1 盲文板

2. 盲文点字笔

盲文点字笔上面是笔柄，笔柄下面是一根粗粗的笔尖，笔尖稍圆滑。笔柄一般由塑料或木料制成，形状有像葫芦的，有像马鞍的。笔尖由金属制成，尖端稍钝，恰好与盲文板的点位吻合。盲文点字笔分为葫芦式、马鞍式，如图 5-16-2 所示。

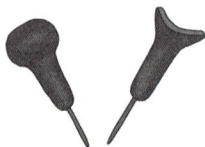

图 5-16-2 盲文点字笔

特点：①盲文点字笔体积小巧，方便携带。②正确的执笔手法：右手拇指和中指夹住笔柄，食指靠手心处顶住笔柄顶端，食指的第一、二指节伏在笔柄上，无名指和小指弯曲并轻靠在中指旁。写字的时候，点字笔要拿得正，夹得紧，起笔、落笔要求直上直下，不偏不斜，笔的前后移动要靠手腕控制。

3. 盲文纸

盲文纸必须是能压刻下痕迹且盲文压点后不易变形的厚纸张，如图 5-16-3 所示。如果纸张较薄，则纸上的盲文极易磨损，不便于长久保存。

图 5-16-3 盲文纸

正确装盲文纸的方法：第一步，把字板放正，用左手把盖板轻轻打开。第二步，夹住纸的前边的左、右两角，把纸放在底板上，使纸的前边与字板的前边对齐，左边顶住字板的铰链，将纸紧紧按在挂纸钉上。第三步，用右手按住纸，左手轻轻地把盖板合上，当盖板碰到右手时，右手放开，盖板合拢、压下，听到纸被刺穿的声音，说明纸已装上。

4. 盲文打字机

盲文打字机结构简单，外形类似普通打字机，共分为两大区域，即装纸区和打字区，靠近身体的区域为打字区，打字区前面的区域为装纸区，如图 5-16-4、图 5-16-5 所示。键盘上仅有一行水平排列的 7 个键，其中两侧各 3 个键，每个键可打出不同点位的一个凸点，字符一次成型，中间键为空方键。

特点：①速度快，易于操作，省时省力；打出的点字由下向上凸出，与摸读方向相同，易于校对。②打字机的点字头和机头导轨为关键部件，不可受到撞击，不能随意拆卸；避免无纸空打，防止电子针头损坏。

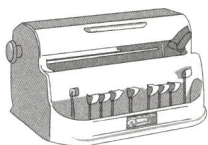

图 5-16-4　帕金斯盲文打字机　　　图 5-16-5　马尔堡盲文打字机

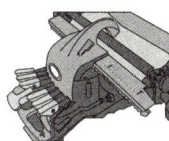

5. 盲人套尺

盲人套尺上刻有盲文、正面毫米刺、正面厘米刺、侧面毫米刺和侧面厘米刺。盲文用盲文贴贴在尺上，盲文贴对应了相应的厘米刻度，能让盲人估计出物体的尺寸，然后用手摸正面和侧面的刺，则能让盲人准确测量出物体的尺寸，如图 5-16-6 所示。

特点：体积小巧，携带方便，可帮助盲人画些简单的几何形状，也可测量物体的尺寸。

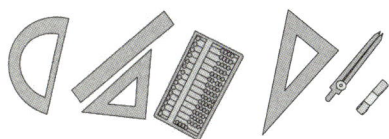

图 5-16-6　盲人套尺

二、绘画和书写辅助器具的适配

绘画和书写辅助器具的适配应综合考虑患者的身体条件、经济条件，为患者制订最优方案。适配前，应对患者情况进行调查，可参照视力残疾分级表（表 5-16-1）和患者情况调查表（表 5-16-2）。

表 5-16-1　视力残疾分级表

类别	级别	最佳矫正视力
盲	一级	视力续表 < 0.02，甚至无光感；或视野半径 < 5°
	二级	0.02 ≤视力 < 0.05；或视野半径 < 10°
低视力	三级	0.05 ≤视力 < 0.1
	四级	0.1 ≤视力 < 0.3

表 5-16-2　患者情况调查表

项目	是	否	备注
有光感			
光感定位准确			
会盲文			
触觉灵敏			
手部行动自如			
记忆力良好			
经济情况良好			
独居			

注：（1）上述绘画和书写辅助器具适用于手部行动灵活自如的患者，手部僵硬、无法伸展的患者不建议使用。

（2）盲文打字机较其他绘画和书写辅助器具昂贵，患者可根据自身经济情况进行选择。

【技能导入】

吴某，出生于安徽，视力障碍，无法看清事物，现在从事小儿推拿工作，十年的工作经历让她积累了很多经验，为了追求梦想，计划翻译制作盲文版的《伤寒论》《黄帝内经》等传统医学经典著作。请为吴某适配书写辅助器具。

【技能分析】

一、主要健康问题

吴某患有视力障碍，无法看清事物，但有撰写书籍的需求。

二、制订方案

首先检查吴某的视力障碍情况，根据其视力情况进行辅助器具的适配。考虑到吴某有撰写书籍的需求，建议其选择盲文打字机这类辅助器具。

三、训练目标

为了使吴某更好地使用盲文打字机，需要对其进行一些指导训练，直至其能够自主操作。

【技能实施】

一、操作流程

操作流程如图 5-16-7 所示。

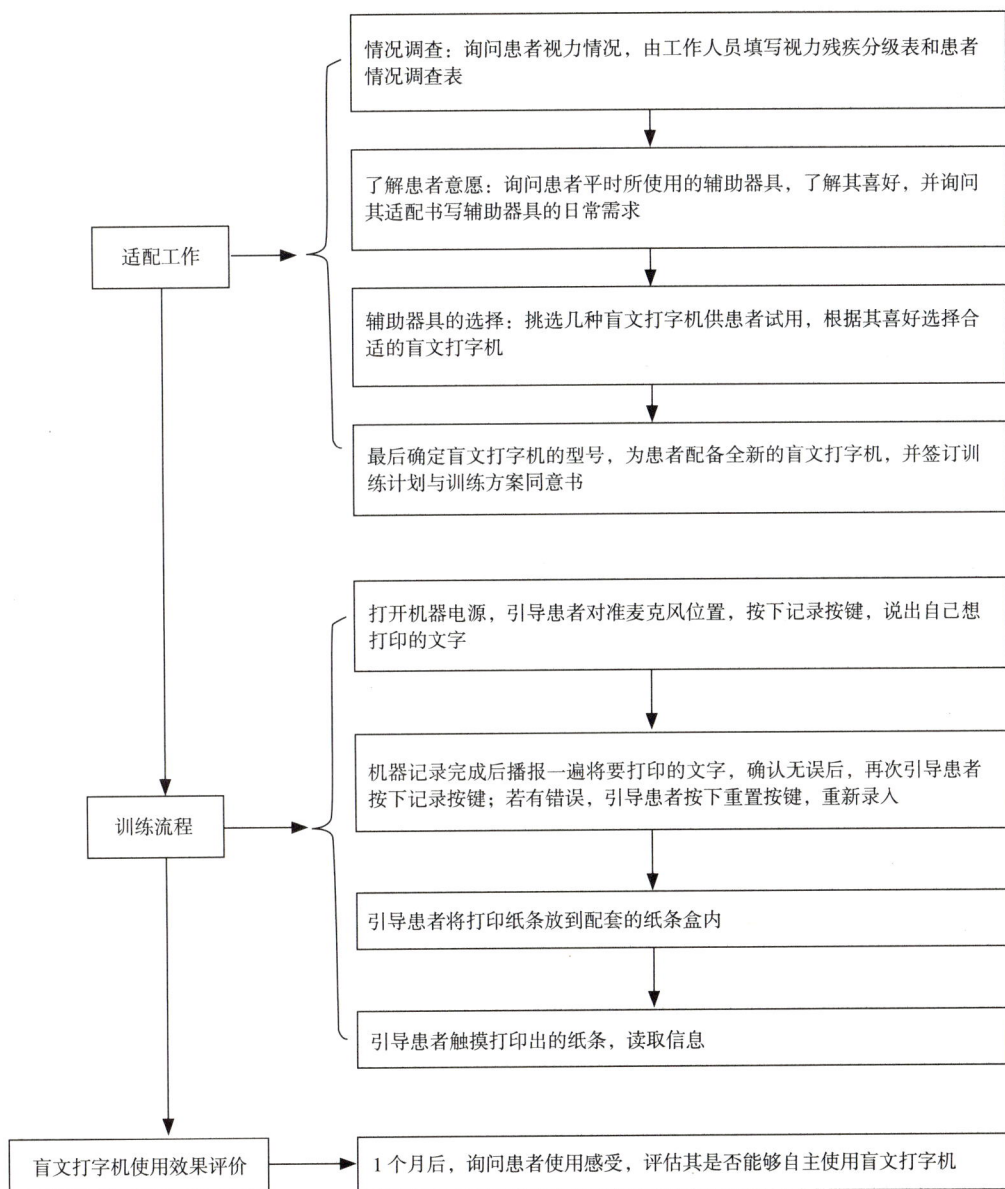

```
                    ┌─────────────────────────────────────────────┐
                    │ 情况调查：询问患者视力情况，由工作人员填写视力残疾分级表和患者 │
                    │ 情况调查表                                    │
                    └─────────────────────────────────────────────┘
                                        ↓
                    ┌─────────────────────────────────────────────┐
          适配工作 → │ 了解患者意愿：询问患者平时所使用的辅助器具，了解其喜好，并询问 │
                    │ 其适配书写辅助器具的日常需求                   │
                    └─────────────────────────────────────────────┘
                                        ↓
                    ┌─────────────────────────────────────────────┐
                    │ 辅助器具的选择：挑选几种盲文打字机供患者试用，根据其喜好选择合 │
                    │ 适的盲文打字机                                 │
                    └─────────────────────────────────────────────┘
                                        ↓
                    ┌─────────────────────────────────────────────┐
                    │ 最后确定盲文打字机的型号，为患者配备全新的盲文打字机，并签订训 │
                    │ 练计划与训练方案同意书                         │
                    └─────────────────────────────────────────────┘

                    ┌─────────────────────────────────────────────┐
                    │ 打开机器电源，引导患者对准麦克风位置，按下记录按键，说出自己想 │
                    │ 打印的文字                                     │
                    └─────────────────────────────────────────────┘
                                        ↓
                    ┌─────────────────────────────────────────────┐
          训练流程 → │ 机器记录完成后播报一遍将要打印的文字，确认无误后，再次引导患者 │
                    │ 按下记录按键；若有错误，引导患者按下重置按键，重新录入 │
                    └─────────────────────────────────────────────┘
                                        ↓
                    ┌─────────────────────────────────────────────┐
                    │ 引导患者将打印纸条放到配套的纸条盒内           │
                    └─────────────────────────────────────────────┘
                                        ↓
                    ┌─────────────────────────────────────────────┐
                    │ 引导患者触摸打印出的纸条，读取信息             │
                    └─────────────────────────────────────────────┘

盲文打字机使用效果评价 → ┌─────────────────────────────────────────────┐
                        │ 1 个月后，询问患者使用感受，评估其是否能够自主使用盲文打字机 │
                        └─────────────────────────────────────────────┘
```

图 5-16-7　操作流程

二、操作注意事项

（1）操作前应充分了解患者的基本情况。

（2）使用初期应有人协助，反复对患者强调绘画和书写辅助器具的使用方法和注意事项。

（3）注意与患者及其家属的沟通交流方式。

（4）辅助器具的简单改进、创新等应遵循患者的实际情况。

【实践思考】

（1）面对部分不按照规范使用绘画和书写辅助器具的患者，你应当如何处理？

（2）对于不满足上述绘画和书写辅助器具使用条件的患者，应当如何解决其使用问题？

（3）绘画和书写辅助器具还可以怎样改进和创新，使视力残疾患者绘画、书写更加方便、准确？

【技能工单】

技能名称	绘画和书写辅助器具的选择和使用	学时		培训对象	
学生姓名		联系电话		操作成绩	
操作设备		操作时间		操作地点	
技能目的	1. 掌握绘画和书写辅助器具的种类及特点。 2. 能正确使用绘画和书写辅助器具。 3. 能正确指导他人使用绘画和书写辅助器具。 4. 具备与患者及其家属的沟通交流能力。				
技能实施	病情分析				
	绘画和书写辅助器具的选择				
	患者病情				
	家庭情况				
	绘画和书写辅助器具的使用方法				
	示范实践				
	学习体会				
教师评价					

【活页笔记】

技能名称	绘画和书写辅助器具的选择与应用	姓名		学号	
实践要求	结合技能实施流程，开展实践练习。3人进行绘画和书写辅助器具适配的模拟操作，1人扮演患者，1人扮演患者家属，1人进行模拟操作。完成后再交换角色实践练习。				
实践心得体会					
反思与改进					
教师评价					

技能 17
记录、播放和显示视听信息辅助器具的选择与应用（FJ-17）

教学视频

【技能目标】

知识目标

（1）掌握各种记录、播放和显示视听信息辅助器具的特点。

（2）熟悉记录、播放和显示视听信息辅助器具的适配和使用。

（3）了解记录、播放和显示视听信息辅助器具的种类和材质。

能力目标

（1）能根据患者的实际情况选择合适的记录、播放和显示视听信息辅助器具。

（2）掌握各种记录、播放和显示视听信息辅助器具的使用方法，并对患者进行指导。

素质目标

（1）通过根据患者情况进行记录、播放和显示视听信息辅助器具的适配，培养学生分析问题、解决问题的能力。

（2）通过为患者进行记录、播放和显示视听信息辅助器具的调节，培养学生的沟通和实践能力。

（3）通过对患者进行使用方法指导，培养学生关爱患者、尊重患者等品质。

【相关知识】

一、认识记录、播放和显示视听信息辅助器具

记录、播放和显示视听信息辅助器具针对视力、听力、言语等功能障碍的患者，利用听书机、无线辅听系统、听障沟通系统等多种辅助方式，满足此类患者的信息交流需求。听书机可以为视力障碍患者提供内容丰富、品类多样的优质音频，丰富其日常生活。无线辅听系统适用于在噪声或远距离环境（如课堂、会议室、户外等）中佩戴助听器的听力障碍患者。听障沟通系统可以实现手语信息、文本信息、语音信息三者之间相互转化，为听力和言语障碍患者打开无障碍沟通的大门。

1. 听书机

听书机作为有声电子书产品，其主要作用是通过集成电路对文本—语音转换（Text To Speech，TTS）技术的集成与应用，将文本文档转换为语音并输出，如图 5-17-1 所示。

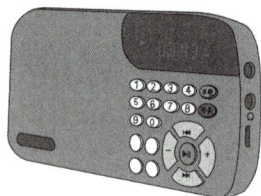

图 5-17-1　听书机

特点：内容丰富，品类多样，功能丰富，携带方便。听书机具有 TF 卡听书、FM 调频收音、耳机播放、大功率喇叭等多种功能，可以为视力障碍患者提供多种音频接收途径。目前听书机逐渐向智能化发展，增添数字点播、断点记忆、一键录音、一键循环等智能化功能，利于视力障碍患者短时间掌握听书机的使用方法。

2. 无线辅听系统

无线辅听系统包括辅听耳机、辅听音箱等，如图 5-17-2 所示。辅听耳机作为听力自然衰退（由轻、中度到重度）的过渡性产品，通过智能听力补偿科技，帮助老年人或是有提高沟通需求的人群改善聆听体验，恢复正常的沟通与生活。辅听耳机采用智能芯片模拟耳蜗来感知外界声音，当环境中突然产生撞击声、敲击声等瞬间刺耳噪声时，智能芯片及时控制耳机的输出音量，避免因突发过大音量造成听力损伤。便携式辅听音响类似普通音响，将其与电视机等设备连接即可使用。

注意事项：无线智能辅听耳机不能替代专业的听力医疗器械用于治疗耳疾，听力障碍患者须咨询医生、专业听力师、助听器验配师等寻求治疗建议，切勿因使用无线智能辅听耳机而延误治疗。

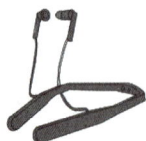　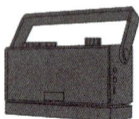　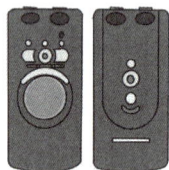

（a）辅听耳机　　　　（b）辅听音响　　　　（c）瑞典贝尔曼的一款辅听器产品

图 5-17-2　无线辅听系统

3. 听障沟通系统

听障沟通系统是帮助言语障碍患者增进沟通的工具，包括手写板、符号沟通板等，如图 5-17-3 所示。主要针对听力障碍患者、言语障碍患者、老年耳聋耳背群体、志愿者及其他需要与听力障碍患者沟通的人群，包含无障碍沟通和言语训练（语音训练）两个功能。系统采用的语音识别技术可帮助听力障碍患者远距离获取他人说话、电视、电脑、音箱等声音。语音训练功能分为拼音、单词、句子和文章四个训练板块，可有效提高听力障碍患者与健听人之间的沟通效率。

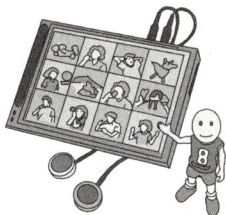

（a）手写板　　　　　　　　　　（b）符号沟通板

图 5-17-3　听障沟通系统

二、记录、播放和显示视听信息辅助器具的适配

适配记录、播放和显示视听信息辅助器具前应了解患者及其护理人员的需求，如尺寸大小、电池耐久度、设计是否清晰简洁、所需的特定功能等，还要考虑记录、播放和显示视听信息辅助器具的性能、重量、外观、经济性、使用环境等。

1. 视力残疾分级表

视力残疾分级表如表 5-17-1 所示。

表 5-17-1　视力残疾分级表

类别	级别	最佳矫正视力
盲	一级	视力＜ 0.02，甚至无光感；或视野半径＜ 5°
	二级	0.02 ≤视力＜ 0.05；或视野半径＜ 10°
低视力	三级	0.05 ≤视力＜ 0.1
	四级	0.1 ≤视力＜ 0.3

2. 听力残疾分级表

听力残疾分级表如表 5-17-2 所示。

表 5-17-2　听力残疾分级表

级别	较好耳平均听力损失	听觉系统的结构和功能	理解和交流等活动	参与社会生活方面
一级	＞ 90 dB HL	极重度损伤	极重度受限（不能依靠听觉进行言语交流）	极严重障碍
二级	81~90 dB HL	重度损伤	重度受限	严重障碍
三级	61~80 dB HL	中重度损伤	中度受限	中度障碍
四级	41~60 dB HL	中度损伤	轻度受限	轻度障碍

3. 言语残疾分级表

言语残疾分级表如表 5-17-3 所示。

表 5-17-3　言语残疾分级表

级别	脑和/或发音器官的结构、功能	发音及言语功能	语音清晰度	言语表达能力等级测试	参与社会生活
一级	极重度损伤	无任何言语功能	≤10%	未达到一级测试水平	极严重障碍
二级	重度损伤	具有一定的发声及言语能力	11%~25%	未达到二级测试水平	严重障碍
三级	中度损伤	可以进行部分言语交流	26%~45%	未达到三级测试水平	中度障碍
四级	轻度损伤	能进行简单会话,但用较长句表达困难	46%~65%	未达到四级测试水平	轻度障碍

4. 记录、播放和显示视听信息辅助器具的类型

记录、播放和显示视听信息辅助器具的类型如表 5-17-4 所示。

表 5-17-4　记录、播放和显示视听信息辅助器具的类型

序号	患者情况	适配类型	特点
1	视力障碍	听书机	小巧便携,价格低廉,功能丰富,操作性强
2	听力障碍	无线辅听系统	可远距离改善听力障碍患者的言语识别能力
3	听力、言语障碍	听障沟通系统	兼顾无障碍沟通与言语训练,可提高听力、言语障碍患者的沟通效率

5. 记录、播放和显示视听信息辅助器具适配的软件

记录、播放和显示视听信息辅助器具适配的软件如表 5-17-5 所示。

表 5-17-5　记录、播放和显示视听信息辅助器具适配的软件

序号	具体做法	完成情况	备注
1	根据视力、听力、言语障碍患者实际需求下载		
2	根据视力、听力、言语障碍患者实际需求定制		

注：（1）适配记录、播放和显示视听信息辅助器具时，尽量选择对患者无损伤或损伤程度较低的器械。

（2）听力、言语障碍患者往往伴随自闭症等症状，选择听障沟通系统要充分考虑患者的实际病情。

三、记录、播放和显示视听信息辅助器具的使用训练

根据不同类型的记录、播放和显示视听信息辅助器具，完成相应的使用训练，如表5-17-6 所示。

表 5-17-6　记录、播放和显示视听信息辅助器具的使用训练

患者情况		具体做法及注意事项	完成情况	备注
听书机	使用前准备	检查电量是否充足		
		使用前请将所需的音频文件拷贝至听书机		
	使用注意事项	检查 TF 卡是否插入完好，卡槽是否松动		
		听书机 FM 频段不同，可收听的电台会随着用户所处的行政区域不同而有所变化		
	使用技巧	室内建筑物会影响信号的接收，建议在空旷区域使用		
无线辅听系统	使用前准备	选择合适的无线辅听系统		
		检查电量是否充足		
		检查使用者对声音的敏感程度是否有变		
	使用注意事项	配合使用助听器		
	使用技巧	聊天时面对面，辅以唇语		
		让对方适当放慢语速，或将长句简化为短句		
听障沟通系统	使用前准备	根据实际需要，选择合适的无障碍环境		
		应要求家属在旁边进行辅助		
	使用注意事项	早期介入的需求（包括助听器的适配与训练）		
		整体听、说、读、写的沟通训练		
		听力训练与说话训练须相辅相成		
	使用技巧	沟通意愿的启发和探索		
		强化沟通互动训练		

【技能导入】

小泽，男，2005年出生。7个月时眼睛不追物，到医院眼科检查，诊断为眼底病变，视网膜脱落。3岁半时，因没有语言，到医院诊断为具有孤独症倾向。4岁时，到医院做脑电图，有严重的癫痫波。4岁时，因无法用语言交流，来到自闭症康复中心进行语言康复训练。训练2年后，在母亲的辅助下，只能发出模糊的声音。家人只能通过他的动作、手势、表情及日常生活规律来揣测他的需求。鉴于小泽现状，请选择合适的记录、播放和显示视听信息辅助器具帮助他进行交流沟通。

【技能分析】

一、主要健康问题

小泽眼底病变，视网膜脱落，有视力障碍问题，无语言能力，至今只能发出模糊的声音。

二、制订方案

考虑到小泽有视力障碍问题，且有语言康复的需求，为了进一步方便其家人与其沟通并改善小泽的自闭情绪，可适配听书机进行辅助。

三、训练目标

为了使小泽及其家人更好地使用听书机，可指导小泽及其家人学习和使用辅助器具。同时，可通过听书机录制故事和新闻，改善小泽的自闭情绪，逐步恢复其语言能力。

【技能实施】

一、操作流程

操作流程如图5-17-4所示。

二、操作注意事项

（1）操作前应充分了解患者的基本情况。

（2）使用初期应有人协助，反复对患者强调记录、播放和显示视听信息辅助器具的使用方法和注意事项。

（3）注意与患者及其家属沟通交流的方式。

（4）辅助器具的简单改进、创新等应遵循患者的实际情况。

情况调查：询问患者视力、听力、言语情况，根据视力、听力、言语残疾分级表，判断患者情况

了解患者意愿：询问患者平时所使用的辅助器具，了解其喜好

辅助器具的选择：挑选几种听书机供患者试用，根据其喜好选择合适的听书机

适配工作

听书机的介绍：向患者讲解听书机具备的各项功能，如听书、听音乐、网络播客等

认识听书机：可让患者的家人在旁边观看学习，并引导患者通过触摸认识听书机的构造

使用训练：将所需的音频文件拷入 TF 卡中，并插入听书机，指导患者学习暂停、播放、收听电台等操作

训练流程

效果评价

训练后，询问患者使用感受，观察其是否可以自主收听音频文件或电台，考察患者言语能力是否有所提升，家庭成员使用是否方便

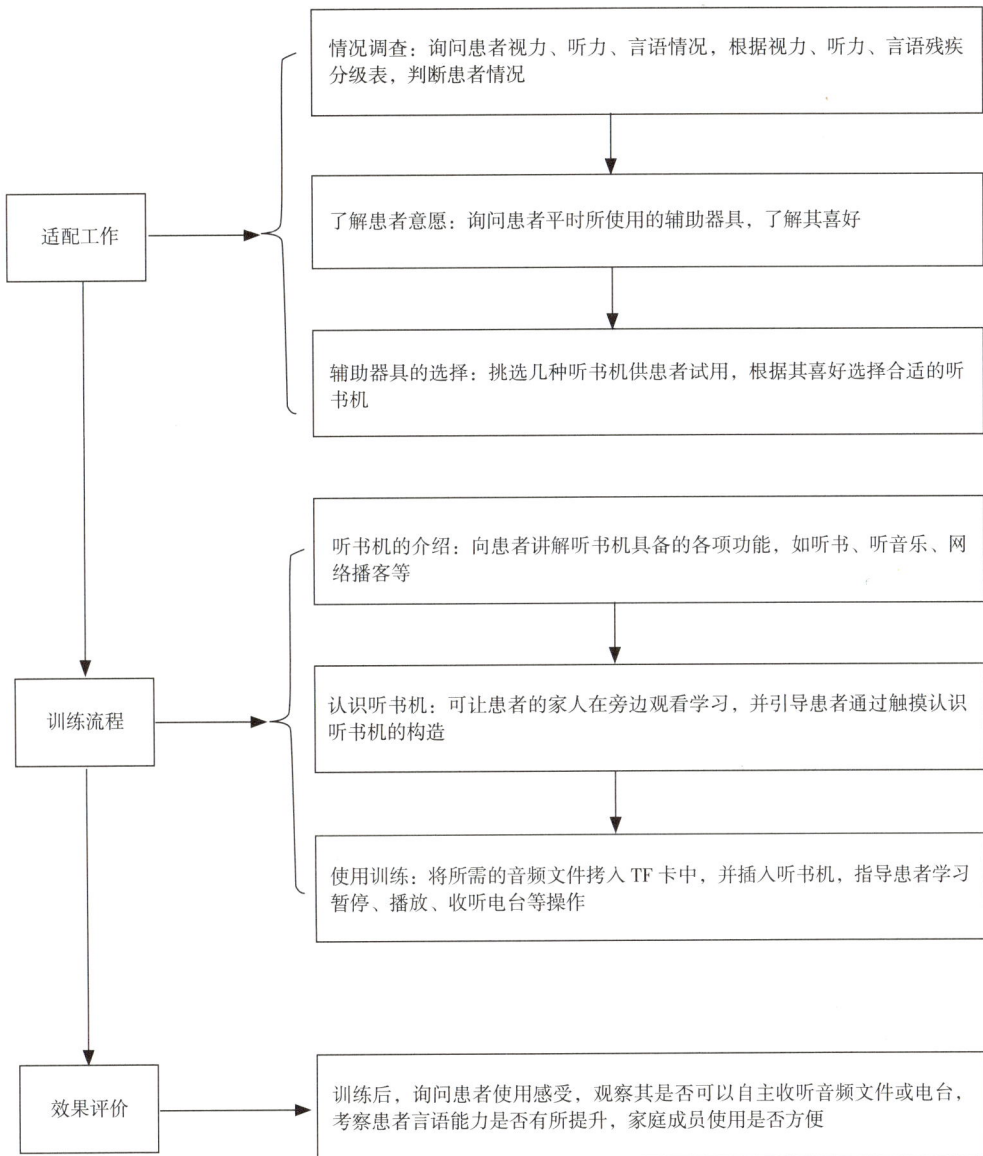

图 5-17-4　操作流程

【实践思考】

（1）面对部分不按照规范使用记录、播放和显示视听信息辅助器具的患者，你应当如何处理？

（2）对于不满足以上记录、播放和显示视听信息辅助器具使用条件的患者，应当如何解决其使用问题？

（3）记录、播放和显示视听信息辅助器具还可以怎样改进和创新，令视力、听力及言语障碍患者使用更加方便、准确？

【技能工单】

技能名称	记录、播放和显示视听信息辅助器具的选择与应用	学时		培训对象	
学生姓名		联系电话		操作成绩	
操作设备		操作时间		操作地点	
技能目的	1. 掌握记录、播放和显示视听信息辅助器具的种类及特点。 2. 学会记录、播放和显示视听信息辅助器具的选择及软件的适配调节。 3. 能正确使用记录、播放和显示视听信息辅助器具。 4. 能正确指导他人使用记录、播放和显示视听信息辅助器具。 5. 具备与患者的沟通交流能力。				
技能实施	病情分析				
	记录、播放和显示视听信息辅助器具的选择				
	适配软件的选择				
	记录、播放和显示视听信息辅助器具的使用方法				
	示范实践				
	学习体会				
教师评价					

【活页笔记】

技能名称	记录、播放和显示视听信息辅助器具的选择与应用	姓名		学号	
实践要求	结合技能实施流程，开展实践练习。3 人进行记录、播放和显示视听信息辅助器具适配的模拟操作，1 人扮演患者，1 人扮演患者家属，1 人进行模拟操作。完成后再交换角色实践练习。				
实践心得体会					
反思与改进					
教师评价					

技能 18
面对面沟通辅助器具的选择与应用（FJ-18）

教学视频

【技能目标】

知识目标

（1）掌握各种面对面沟通辅助器具的特点。

（2）熟悉面对面沟通辅助器具的适配和使用。

（3）了解面对面沟通辅助器具的种类和材质。

能力目标

（1）能根据患者的实际情况选择合适的面对面沟通辅助器具。

（2）能根据患者的实际情况对面对面沟通辅助器具进行调节。

（3）掌握各种面对面沟通辅助器具的使用方法，并对患者进行指导。

素质目标

（1）通过根据患者情况进行面对面沟通辅助器具的适配，培养学生分析问题、解决问题的能力。

（2）通过尺寸测量、调节等训练，培养学生的动手实践能力。

（3）通过对患者进行使用方法指导，培养学生关爱患者、尊重患者等品质。

【相关知识】

一、认识面对面沟通辅助器具

面对面沟通辅助器具适用于听力、言语、智力、精神障碍患者，将图文互动技术与现代多功能平板电脑相结合，有助于患者与身边人进行有效沟通。此外，还配有针对患者康复的基础能力训练，包含注意力、感知能力、听理解、思维想象、空间理解、记忆力、数学能力等项目，有助于患者脑力和上肢运动的康复，满足患者的基础能力训练需求，为更高级的训练奠定基础，做好衔接准备。

1. 便携式手写板

便携式手写板适用于听力、言语障碍患者与身边人沟通交流，方便使用，沟通舒畅，如图 5-18-1 所示。

特点：一键清除，绿色环保，轻薄便捷，抗摔耐磨，无尘无墨，使用寿命长，书写容易，便于沟通。

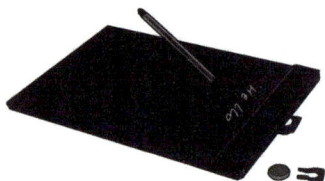

图 5-18-1　便携式手写板

2. 符号沟通板

符号沟通板适用于听力、言语、智力、精神障碍儿童，将海量认知图卡进行归类设置，通过不同的认知训练模式和测试评估，逐步提高受训者的认知水平，是一款简单易用、功能丰富、康复训练与教学皆可的多用途产品，如图 5-18-2 所示。符号沟通板分为传统纸质沟通板和现代电子智能沟通板。

特点：符号沟通板包含图形、颜色、数字、动物、植物、交通、日常、人物、汉字、动作 10 大类 2000 多张图片认知训练，通过闪卡、翻阅、图集 3 种认知学习模式，强化认知学习。

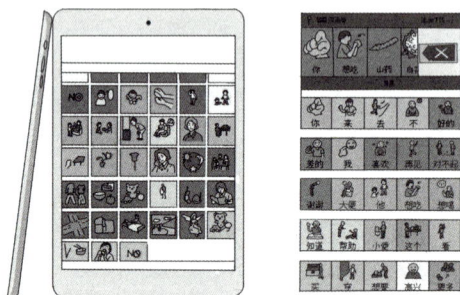

图 5-18-2　符号沟通板

3. 符号沟通软件

符号沟通软件是针对听力、言语、智力、精神智障儿童的打印纸质符号沟通材料与教学材料的软件。内嵌绘图程序，结合图库功能，提供不少于 11000 张符号式沟通图片，可以通过不同的语言检索，并且有彩色和黑白 2 种图片格式。具有 150 多个模板文件，可自行创建符号式沟通材料，如图 5-18-3 所示。

特点：家长或治疗师可以通过符号与孩子沟通，视觉支持可以帮助孩子更好地理解周围的环境，使其认识到在不同场景下应该有怎样的行为。

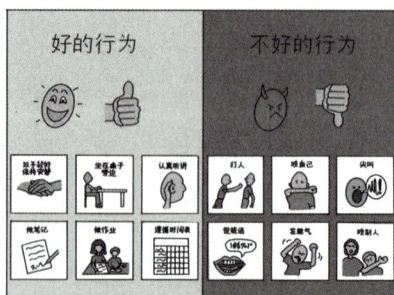

图 5-18-3　符号沟通软件

二、面对面沟通辅助器具的适配

适配面对面沟通辅助器具前，应了解患者及其护理人员的需求，如尺寸大小、电池耐久度、设计是否清晰简洁、所需的特定功能等，还要考虑面对面沟通辅助器具的性能、重量、外观、经济性、使用环境等。

1. 面对面沟通辅助器具的尺寸

面对面沟通辅助器具的尺寸如表 5-18-1 所示。

表 5-18-1　面对面沟通辅助器具的尺寸

步骤	具体做法	完成情况	备注
1	尺寸不小于 11.6 寸		
2	根据患者的特殊需求定制		

2. 面对面沟通辅助器具适配的软件

面对面沟通辅助器具适配的软件如表 5-18-2 和图 5-18-4 所示。

表 5-18-2　面对面沟通辅助器具适配的软件

步骤	具体做法	完成情况	备注
1	根据听力、视力障碍成年患者的需求定制		
2	为听力、视力障碍儿童的康复训练适配相应的软件		

注：（1）软件的设计要充分考虑患者的年龄、病情和需求。

（2）软件应尽量简洁明了，方便患者使用。

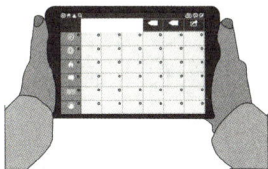

图 5-18-4　面对面沟通辅助器具适配的软件

三、面对面沟通辅助器具的使用训练

根据不同类型的面对面沟通辅助器具，完成相应的使用训练，如表 5-18-3 和表 5-18-4 所示。

表 5-18-3　护理人员使用训练

序号	具体做法		完成情况	备注
1	使用软件训练	正确打开并运行软件		
2	辅助认知训练	帮助患者认识软件		
3	辅助书写训练	帮助患者进行书写		
4	辅助交流训练	与患者沟通交流		

注：（1）护理人员要对患者有清楚的了解和认识，并具有耐心。

（2）护理人员在与患者沟通之前，要足够熟悉软件。

表 5-18-4 患者使用训练

序号	具体做法		完成情况	备注
1	使用软件训练	正确打开并运行软件		
2	认识训练	在护理人员辅导下认识软件		
3	书写训练	在手写板上进行书写		
4	交流训练	与他人沟通交流		

注：患者应学会正确使用软件。

【技能导入】

张三，8 岁，身高 120 cm，体重 48 kg，患有听力障碍。张三对学习有浓厚的兴趣，父母带张三到康复中心训练。请为张三适配面对面沟通板，并教会他使用。

【技能分析】

一、主要健康问题

听力障碍：张三，8 岁，有听力障碍，但有学习需求。

二、制订方案

考虑到张三有听力障碍，且有学习需求，可选择面对面沟通板，对其学习能力进行训练。

三、训练目标

指导张三正确使用面对面沟通辅助器具，从而提高其学习能力。

【技能实施】

一、操作流程

操作流程如图 5-18-5 所示。

二、操作注意事项

（1）操作前应充分了解患者的基本情况。

（2）使用初期应有人协助，并提前示范。

（3）尺寸测量可能存在误差，可根据患者实际使用情况进行微调。

（4）注意与患者的沟通交流方式。

（5）辅助器具的简单改进、创新等应遵循患者的实际情况。

```
┌──────────┐        ┌────────────────────────────────────────────────────────────────┐
│          │   ┌───▶│ 情况调查：询问患者的需求，比如辅助器具的尺寸、外观、电池持久度等      │
│          │   │    └────────────────────────────────────────────────────────────────┘
│ 适配工作  │───┤                              │
│          │   │                              ▼
│          │   │    ┌────────────────────────────────────────────────────────────────┐
└──────────┘   └───▶│ 定制：可根据患者的特殊需求，定制面对面沟通辅助器具                  │
     │              └────────────────────────────────────────────────────────────────┘
     │
     │              ┌────────────────────────────────────────────────────────────────┐
     │          ┌──▶│ 软件的适配：根据使用者的需求，下载面对面沟通辅助器具的适配软件，     │
     │          │   │ 并指导患者掌握下载方法                                           │
     │          │   └────────────────────────────────────────────────────────────────┘
     │          │                            │
     │          │                            ▼
     │          │   ┌────────────────────────────────────────────────────────────────┐
     │          │   │ 认识面对面沟通辅助器具：向患者及其家属介绍面对面沟通辅助器具的功      │
     ▼          │   │ 能和使用方法                                                     │
┌──────────┐   │   └────────────────────────────────────────────────────────────────┘
│          │   │                            │
│          │   │                            ▼
│ 训练流程  │───┤   ┌────────────────────────────────────────────────────────────────┐
│          │   │   │ 书写训练：引导患者在手写板上进行书写，熟悉涂改、重置等功能            │
│          │   │   └────────────────────────────────────────────────────────────────┘
└──────────┘   │                            │
     │          │                            ▼
     │          │   ┌────────────────────────────────────────────────────────────────┐
     │          └──▶│ 交流训练：与患者进行沟通交流                                      │
     │              └────────────────────────────────────────────────────────────────┘
     │
     ▼
┌──────────┐        ┌────────────────────────────────────────────────────────────────┐
│          │        │ 1~2 月后，询问患者使用感受，考察患者的学习能力和沟通能力是否有所      │
│ 效果评价  │───────▶│ 提升                                                            │
│          │        └────────────────────────────────────────────────────────────────┘
└──────────┘
```

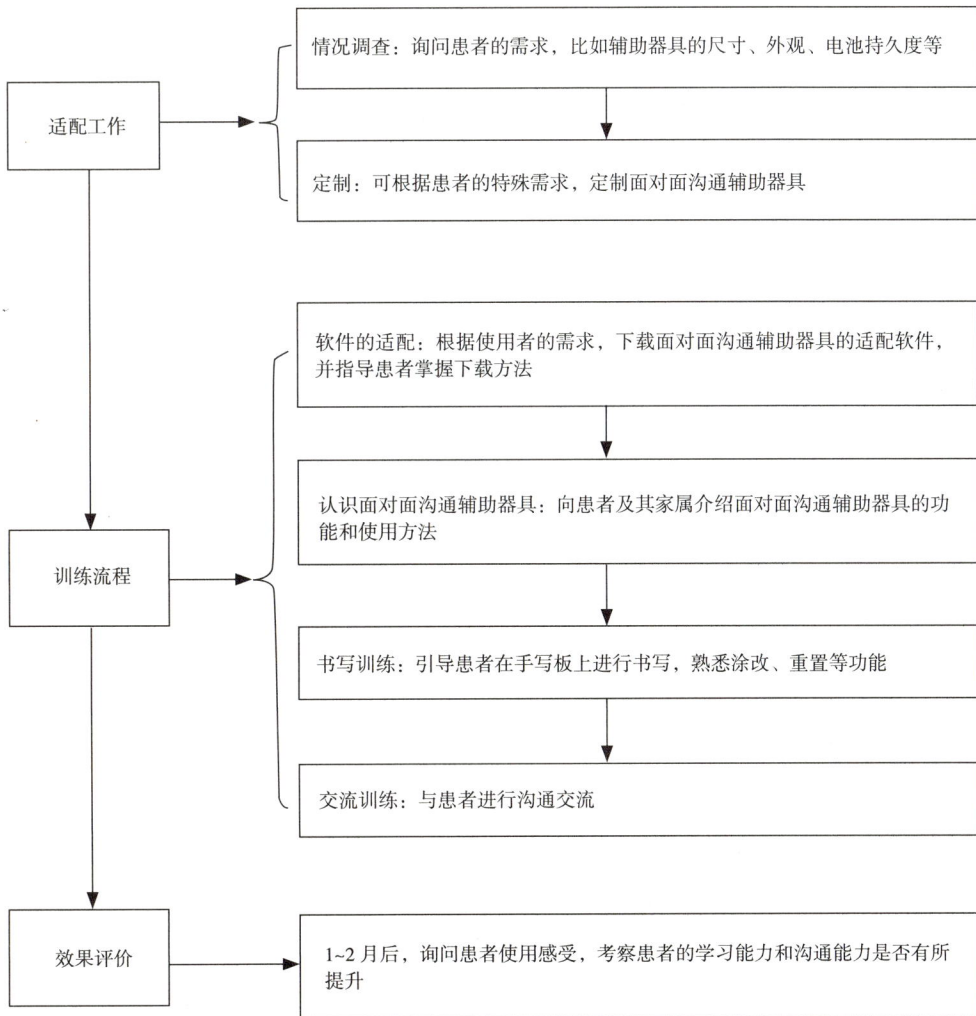

图 5-18-5　操作流程

【实践思考】

（1）面对部分不按照规范使用面对面沟通辅助器具的患者，你应当如何处理？

（2）对其他不同类型患者进行面对面沟通辅助器具的适配。

【技能工单】

技能名称	面对面沟通辅助器具的选择与应用	学时		培训对象	
学生姓名		联系电话		操作成绩	
操作设备		操作时间		操作地点	
技能目的	1. 掌握面对面沟通辅助器具的种类及特点。 2. 学会尺寸的测量及软件的适配。 3. 能正确使用面对面沟通辅助器具。 4. 能正确指导他人使用面对面沟通辅助器具。 5. 具备与患者的沟通交流能力。				
技能实施	病情分析				
	面对面沟通辅助器具的选择				
	尺寸测量				
	软件适配				
	面对面沟通辅助器具的使用方法				
	示范实践				
	学习体会				
教师评价					

【活页笔记】

技能名称	面对面沟通辅助器具的选择与应用	姓名		学号	
实践要求	结合技能实施流程,开展实践练习。3人进行面对面沟通辅助器具适配的模拟操作,1人扮演患者,1人扮演患者家属,1人进行模拟操作。完成后再交换角色实践练习。				
实践心得体会					
反思与改进					
教师评价					

技能 19
报警、指示和提醒辅助器具的选择与应用（FJ-19）

【技能目标】

知识目标

（1）掌握各种报警、指示和提醒辅助器具的特点。

（2）熟悉报警、指示和提醒辅助器具的适配和使用。

（3）了解报警、指示和提醒辅助器具的种类和材质。

能力目标

（1）能根据患者的实际情况选择合适的报警、指示和提醒辅助器具。

（2）能根据患者的实际情况对报警、指示和提醒辅助器具进行调节。

（3）掌握各种报警、指示和提醒辅助器具的使用方法，并对患者进行指导。

素质目标

（1）通过根据患者情况进行报警、指示和提醒辅助器具的适配，培养学生分析问题、解决问题的能力。

（2）通过尺寸测量、调节等训练，培养学生的动手实践能力。

（3）通过对患者进行使用方法指导，培养学生关爱患者、尊重患者等品质。

【相关知识】

一、认识报警、指示和提醒辅助器具

报警、指示和提醒辅助器具包括闪光门铃、可视门铃、电话闪光震动警示器、震动闹钟、振动式提醒手表、定位装置、SOS 报警系统、防溢报警器、盲用手表等多种辅助器具，适用于有生活障碍和安全隐患的视力、听力、言语、智力、精神障碍患者，通过设备扩大或替代报警，增强患者的危机意识和应对危险情况的能力。

1. 闪光门铃

闪光门铃是一款不同于传统门铃的智能门铃，分为发射端与接受端，操作简单，使用方便，适用于听力障碍人士、听觉失灵的老年人等，如图 5-19-1 所示。

特点：超强闪光，多种工作模式，工作距离远，使用寿命长，电池耐久性强，抗干扰能力强，带有小体积震动提示器。

2. 可视门铃

可视门铃包含一整套设备，即可视屏幕、门铃、闪光提示器、震动手环和震动闹钟。有人按下门外的按钮时，屋内的可视屏幕就能清楚地显示出屋外的情况，同时，伴随着铃声，屋内的两个闪光提示器会发出强光，震动手环和震动闹钟也会震动提示，方便使用者随时关注门外是否有人按铃，如图 5-19-2 所示。

特点：功能齐全，性能可靠，造型美观，使用方便。

3. 电话闪光震动警示器

电话闪光震动警示器是专为听力障碍患者居家收取室外信息设计的一款产品，操作简单，有助于患者与外界沟通交流，如图 5-19-3 所示。

特点：具有语音铃声提示功能、闪光提示功能、震动功能，体积小，可佩戴于腰间，或放入随身口袋，在无障碍情况下，工作距离可超过 280 m。

4. 震动闹钟

震动闹钟是专为听力障碍患者设计的一款有震动反馈的定时闹钟，操作简单，如图 5-19-4 所示。

特点：操作简单，直观实用，具有定时、震动、时间显示等功能，不会影响到周围人。

5. 振动式提醒手表

振动式提醒手表是专为听力障碍患者设计的一款手表，操作简单，满足患者查看时间、定时提醒的需求，如图 5-19-5 所示。

特点：操作简单，直观实用，具有定时、震动、时间显示等功能。

6. 定位装置

定位装置是专为智力、精神障碍患者定制的一款手表，操作简单，使患者得到及时的追踪和保护，如图 5-19-6 所示。

特点：支持 GPS 多重定位，支持智能导航，支持亲情电话的拨通，功能齐全，具有离家判定、运动分析等特殊功能。

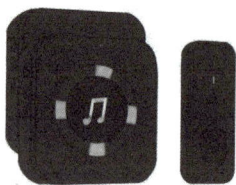

图 5-19-1　闪光门铃

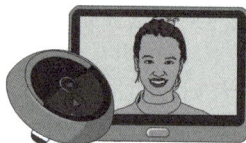

图 5-19-2　可视门铃

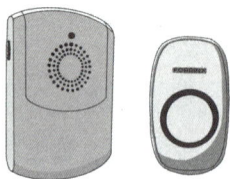

图 5-19-3　电话闪光
震动警示器

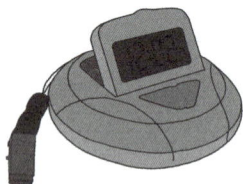

图 5-19-4　震动闹钟

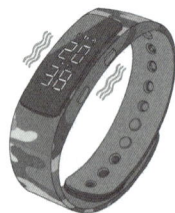

图 5-19-5　振动式
提醒手表

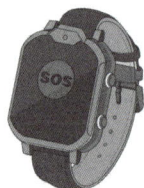

图 5-19-6　定位装置

7. SOS 报警系统

SOS 报警系统是专为视力、智力、肢体功能障碍患者定制的一款报警器，操作简单，使患者在独居或照护人长时间不在身边时，能够主动寻求追踪和保护，如图 5-19-7 所示。

特点：当患者遇突发紧急情况（如在卫生间摔倒）需要帮助或救援时，触按红色按钮，即可呼叫救援人员，救援人员到达现场后用专门的钥匙插在按钮上，拧一下方能复位解除报警。

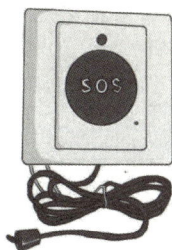

图 5-19-7　SOS 报警系统

8. 防溢报警器

将防溢报警器的触头放在容器内预定高度，当触头接触液面时，语音报警，有效防止液体超过预定高度，适用于视力障碍患者，如图 5-19-8 所示。

特点：具有自动报警功能，灵敏度高，响应时间快，使用方便，便于安装。

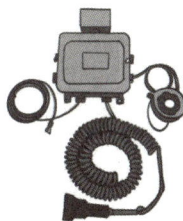

图 5-19-8　防溢报警器

9. 盲用手表

盲用手表可通过蓝牙与手机配对，当手机收到文本信息时，适配软件就会将其翻译成盲文，并发送给盲用手表，盲用手表会通过震动提醒使用者，然后利用凹凸不平的盲文来展示文本信息，如图 5-19-9 所示。

特点：单次充电可以续航约 5 天，具有时间显示、闹铃和提醒功能，灵敏度高，操作简单。

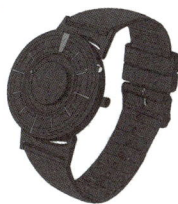

图 5-19-9　盲用手表

二、报警、指示和提醒辅助器具的适配

适配报警、指示和提醒辅助器具前应了解患者及其护理人员的需求，如尺寸大小、电池耐久度、设计是否清晰简洁、所需的特定功能等，还要考虑报警、指示和提醒辅助器具的性能、重量、外观、经济性、使用环境等。

1. 选择报警、指示和提醒辅助器具的类型

报警、指示和提醒辅助器具的类型选择如表 5-19-1 所示。

表 5-19-1　报警、指示和提醒辅助器具的类型选择

步骤	具体做法	完成情况	备注
1	了解患者的残疾情况		
2	了解护理人员的需求		
3	考虑报警、指示和提醒辅助器具的性能、重量、外观、经济性、使用环境		

2. 选择报警、指示和提醒辅助器具的性能

报警、指示和提醒辅助器具的性能选择如表 5-19-2 所示。

表 5-19-2　报警、指示和提醒辅助器具的性能选择

步骤	具体做法	完成情况	备注
1	根据患者需求定制尺寸		
2	根据设备选择电池耐久度		
3	适配软件的设计清晰简洁		
4	根据患者需求添加特定的附加功能		

注：（1）适配软件的设计要充分考虑患者的年龄、病情和需求。

　　（2）适配软件应尽量简洁明了，方便患者使用。

三、报警、指示和提醒辅助器具的使用训练

根据不同类型的报警、指示和提醒辅助器具，完成相应的使用训练，如表 5-19-3 和表 5-19-4 所示。

表 5-19-3　护理人员使用训练

序号	具体做法		完成情况	备注
1	使用器具训练	正确设置报警、指示和提醒辅助器具		
2	辅助认知训练	帮助患者认识报警、指示和提醒辅助器具		
3	辅助报警训练	帮助患者学会使用报警、指示和提醒辅助器具		

注：（1）护理人员要对患者有清楚的了解和认识，并具有耐心。

　　（2）护理人员在与患者沟通之前，要足够熟悉报警、指示和提醒辅助器具。

表 5-19-4　患者使用训练

序号	具体做法		完成情况	备注
1	认识训练	在护理人员辅导下认识报警、指示和提醒辅助器具		
2	使用训练	练习使用报警、指示和提醒辅助器具		
3	危机意识训练	训练使用报警、指示和提醒辅助器具的时机		

注：患者应学会正确使用报警、指示和提醒辅助器具。

【技能导入】

李美珍夫妇是一户双残家庭，她和爱人都是听力一级残疾。平时有人来访敲门，夫妇二人因听不见无法及时回应。请为李美珍夫妇适配指示、提醒和发信号的辅助器具，解决其无法应门的问题。

【技能分析】

一、主要健康问题

李美珍夫妇都是听力一级残疾，因听不见声音无法应门。

二、制订方案

考虑到李美珍夫妇的听力问题，可推荐其选择闪光门铃，视觉提醒门外是否有人按铃，并加以训练指引，使其熟悉使用方法。

三、训练目标

通过闪光门铃的安装和使用训练，李美珍夫妇可以及时应门。

【技能实施】

一、操作流程

在李美珍夫妇家安装闪光门铃，来访者只要按下门外的按钮，屋内的可视屏幕就能清楚地显示门外的情况，同时伴随着铃声，屋内的两个闪光提示器会发出强光，震动手环和震动闹钟也会震动提示。指导李美珍夫妇学习使用闪光门铃，通过观察屋内闪光提示器的闪烁即可知道是否有人按门铃，以解决其无法应门的问题。此外，闪光门铃还具有煤气泄漏报警功能，屋内一旦发生煤气泄漏，闪光门铃会响铃报警并闪光，震动手环和震动闹钟也会通过震动提醒使用者尽快处理。

二、操作注意事项

（1）操作前应充分了解患者的基本情况。

（2）使用初期应有人协助，并提前示范。

（3）尺寸测量可能存在误差，可根据患者实际使用情况进行微调。

（4）注意与患者的沟通交流方式。

（5）辅助器具的简单改进、创新等应遵循患者的实际情况。

【实践思考】

（1）面对部分不按照规范使用报警、指示和提醒辅助器具的患者，你应当如何处理？

（2）对其他不同类型患者进行报警、指示和提醒辅助器具的适配。

【技能工单】

技能名称	报警、指示和提醒辅助器具的选择与应用	学时		培训对象	
学生姓名		联系电话		操作成绩	
操作设备		操作时间		操作地点	
技能目的	1. 掌握报警、指示和提醒辅助器具的种类及特点。 2. 学会尺寸的测量及软件的适配。 3. 能正确使用报警、指示和提醒辅助器具。 4. 能正确指导他人使用报警、指示和提醒辅助器具。 5. 培养患者对突发情况的危机意识，及时使用报警、指示和提醒辅助器具。				
技能实施	病情分析				
	报警、指示和提醒辅助器具的选择				
	尺寸测量				
	软件选择				
	报警、指示和提醒辅助器具的使用方法				
	示范实践				
	学习体会				
教师评价					

【活页笔记】

技能名称	报警、指示和提醒辅助器具的选择与应用	姓名		学号	
实践要求	结合技能实施流程，开展实践练习。3 人进行报警、指示和提醒辅助器具适配的模拟操作，1 人扮演患者，1 人扮演患者家属，1 人进行模拟操作。完成后再交换角色实践练习。				
实践心得体会					
反思与改进					
教师评价					

技能 20
阅读辅助器具的选择与应用（FJ-20）

【技能目标】

知识目标

（1）掌握各种阅读辅助器具的特点。

（2）熟悉阅读辅助器具的适配和使用。

（3）了解阅读辅助器具的种类。

能力目标

（1）能根据患者的实际情况选择合适的阅读辅助器具。

（2）能根据患者的实际情况对阅读辅助器具进行调节。

（3）掌握各种阅读辅助器具的使用方法，并对患者进行指导。

素质目标

（1）通过根据患者情况进行阅读辅助器具的适配，培养学生分析问题、解决问题的能力。

（2）通过角度测量、调节等训练，培养学生的动手实践能力。

（3）通过对患者进行使用方法指导，培养学生关爱患者、尊重患者等品质。

【相关知识】

一、认识阅读辅助器具

阅读辅助器具根据使用人群可分为肢体残疾辅助器具、视力残疾辅助器具。常见的肢体残疾辅助器具为翻书器，根据患者的需求可分为脚踏式翻书器、全自动翻书器、阅读架等；常见的视力残疾辅助器具主要有阅读转语音功能阅读器、阅读架等。

1. 翻书器

翻书器可按一定频率翻阅书本以辅助肢体残疾者阅读。常见的翻书器如图5-20-1所示。

特点：①全自动翻书器：适用于大部分规格的书籍，按钮控制翻页，同时也具备自动翻页模式，翻页间隔时间可随意调整，适用于上、下肢不灵活的患者。②脚踏式翻书器：

适用于上肢不灵活但下肢灵活的患者，可根据需要自由调节翻书频率。

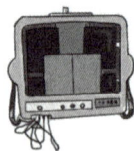

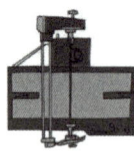

（a）吸页式全自动翻书器　　（b）杆式全自动翻书器　　（c）脚踏式翻书器

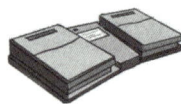

图 5-20-1　翻书机

2. 阅读架

阅读架是一种轻便的铁架子，略大于书本，阅读时将书放在上面，有助于颈椎的放松。阅读架可垂直或呈 45° 摆放，能保持阅读材料的平展、稳定，如图 5-20-2 所示。

特点：阅读架能较好地固定书本，同时可以根据需要调整阅读角度和高度，适用于上肢不灵活的患者。

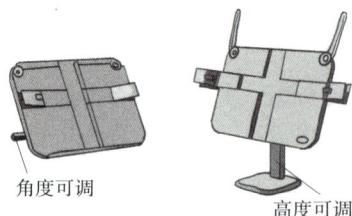

角度可调　　　　高度可调

图 5-20-2　阅读架

3. 文字转语音功能阅读器

文字转语音功能阅读器，又称为盲人阅读器，是一款利用盒状激光识别整段、整篇文章并进行语音播报的设备，组件包括数码相机、与相机结合的小型计算机、识别图像的软件，如图 5-20-3 所示。例如当盲人在餐厅时，他可以用手触摸菜单，通过盲人阅读器读出他"看到"的菜单内容。

特点：操作简单，便于携带。

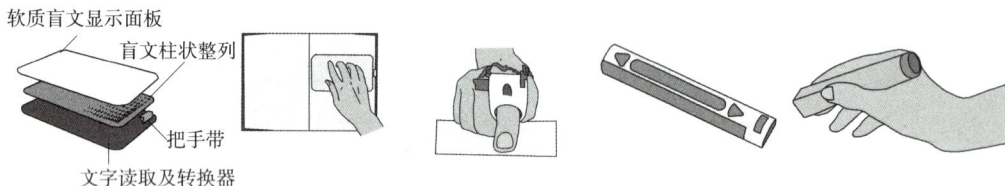

软质盲文显示面板
盲文柱状整列
把手带
文字读取及转换器

图 5-20-3　盲人阅读器

二、阅读辅助器具的适配

合理选择阅读辅助器具能真正解决患者的阅读障碍，同时有效提高其阅读质量。

1. 翻书器的适配

翻书器的适配如表 5-20-1 所示。

注意事项：如果想真正改善患者的阅读质量，翻书器的适配应注意以下问题：①能否在合理时间内完成翻页：翻页时间太长会浪费患者的时间，翻页时间太短会影响患者的阅读感受。②能否稳定固定任意书本：保证患者在阅读时的安全。③翻页后能否回到初始位置：如果不能回到初始位置，有些字会被遮挡，不利于阅读。

表 5-20-1　翻书器的适配

步骤	具体做法	完成情况	备注
1	根据患者的实际需求选择合适的翻书器		
2	测试患者的阅读速度		

2. 阅读架的适配

阅读架的适配如表 5-20-2 和图 5-20-4 所示。

注意事项：①阅读架的高度太高会使患者出现阅读疲劳，太低会对颈椎造成压迫，长此以往会对颈椎造成不可逆损伤。②阅读架的角度调节至合适位置可减少视疲劳。

表 5-20-2　阅读架的适配

步骤	具体做法	完成情况	备注
1	测量患者坐下时的高度		
2	测量患者的最佳阅读角度		

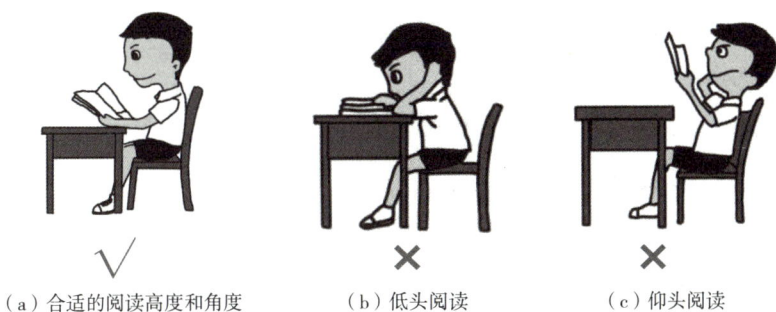

（a）合适的阅读高度和角度　　（b）低头阅读　　（c）仰头阅读

图 5-20-4　不同高度和角度对阅读的影响

3. 文字转语音功能阅读器的适配

文字转语音功能阅读器对盲人来说十分便利，但需要根据患者的实际情况选择合适的阅读模式，如表 5-20-3 所示。

注意事项：①语速太快会使患者听不清，达不到阅读的目的。②语音的大小需要根据患者的实际情况调节。

表 5-20-3　文字转语音功能阅读器的适配

步骤	具体做法	完成情况	备注
1	测试患者的听力		
2	测试患者能接受的语速		

三、阅读辅助器具的使用训练

根据不同类型的阅读辅助器具，完成相应的使用训练，如表5-20-4、表5-20-5、表5-20-6所示。

表5-20-4　翻书器的使用训练

序号	具体做法	完成情况	备注
1	辅助认知训练		
2	辅助书本固定训练		
3	辅助翻书频率调节训练		
4	辅助使用翻书器安全训练		

注：（1）使用翻书器时，书本一定要调至稳固，以确保安全。

（2）每位患者的阅读习惯不同，翻书频率可由患者根据自身需要调节。

表5-20-5　阅读架的使用训练

序号	具体做法	完成情况	备注
1	辅助高度调节训练		
2	辅助角度调节训练		
3	辅助距离调节训练		

注：（1）阅读架适用于脊椎受伤的患者，阅读架的高度一定要和患者相匹配，否则会加剧患者脊椎损伤。

（2）合理调节阅读架的角度和距离，能一定限度地保护眼睛，减少视疲劳。

表5-20-6　文字转语音功能阅读器的使用训练

序号	具体做法	完成情况	备注
1	辅助音量调节训练		
2	辅助语速调节训练		
3	辅助音色调节训练		
4	辅助操作训练		

【技能导入】

小安，男，初中三年级。2011年以前小安一直就读于普通学校，之后由于脑膜瘤病情严重，于2011年接受肿瘤治疗手术，手术结束两年后，小安因视力障碍已很难跟上普通学校的学习进度。按照我国二次残疾人抽样调查的标准，小安是视力二级残疾，属于盲。小安看东西时全靠右眼，需要高度集中注意力才能隐约看到眼前的物体。请为他选择合适的阅读辅助器具。

【技能分析】

一、主要健康问题

小安因脑膜瘤出现视力障碍,左眼盲,右眼看东西模糊,无法跟上普通学校的学习进度。

二、制订方案

考虑到小安的视力问题,且具有阅读课本的需求,推荐其使用文字转语音功能阅读器,以辅助日常生活、学习。

三、训练目标

通过使用文字转语音功能阅读器,小安的阅读速度有所提高,可进行正常的生活与学习。

【技能实施】

一、操作流程

操作流程如图 5-20-5 所示。

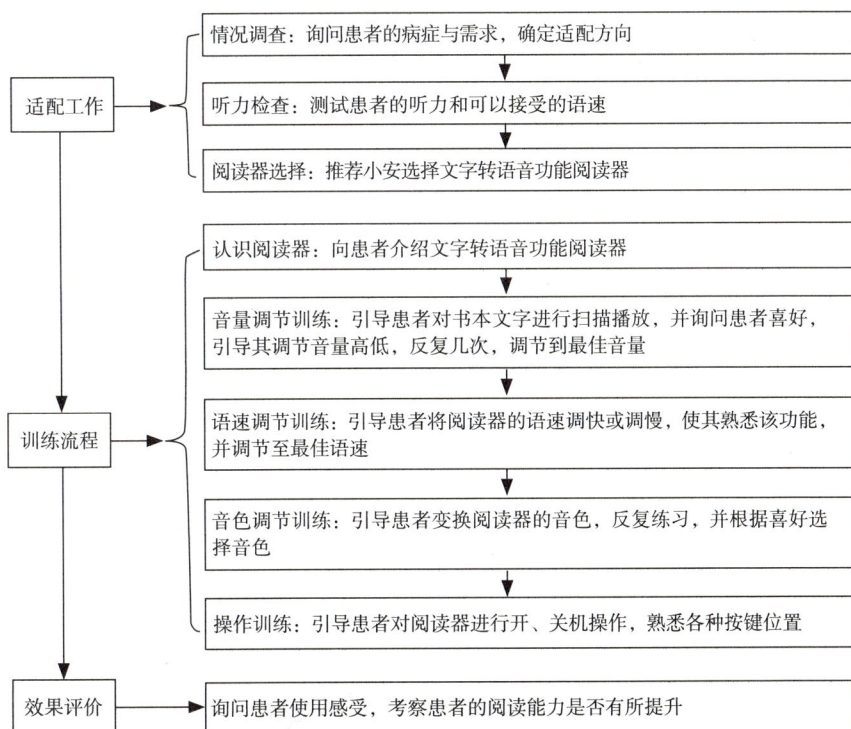

图 5-20-5　操作流程

二、操作注意事项

（1）操作前应充分了解患者的基本情况。

（2）使用初期应有人协助，并提前示范。

（3）阅读速度和音量大小应根据患者的实际情况进行调节。

（4）注意与患者的沟通交流方式。

（5）辅助器具的简单改进、创新等应遵循患者的实际情况。

【实践思考】

（1）面对部分不按照规范使用阅读辅助器具的患者，你应当如何处理？

（2）对于上肢残疾的患者，如何进行阅读辅助器具的适配？

（3）对其他不同类型患者进行阅读辅助器具的适配。

【技能工单】

技能名称	阅读辅助器具的选择与应用	学时		培训对象	
学生姓名		联系电话		操作成绩	
操作设备		操作时间		操作地点	
技能目的	1.掌握阅读辅助器具的种类及特点。 2.能正确使用各类阅读辅助器具。 3.能正确指导他人使用阅读辅助器具。 4.具备与患者的沟通交流能力。				
技能实施	病情分析				
	阅读辅助器具的选择				
	身体参数测量				
	各类参数调节				
	阅读辅助器具的使用方法				
	示范实践				
	学习体会				
教师评价					

【活页笔记】

技能名称	阅读辅助器具的选择与应用	姓名		学号	
实践要求	结合技能实施流程，开展实践练习。3 人进行阅读辅助器具适配的模拟操作，1 人扮演患者，1 人扮演患者家属，1 人进行模拟操作。完成后再交换角色实践练习。				
实践心得体会					
反思与改进					
教师评价					

模块 6：矫形器和假肢

【模块描述】

矫形器和假肢对辅助肢体功能障碍人群的正常日常生活至关重要，本模块将重点介绍脊柱、上肢、下肢、足矫形器和假肢的适配和使用。

脊柱维持人体的平衡，承受许多不同类型的力，如压缩、拉伸、弯曲、扭转等，脊柱稳定性会受到内在和外在稳定因素的影响。而脊柱矫形器属于外在稳定因素，可通过改变脊柱状态来维持其稳定性，从而达到治疗的目的。当脊柱因某些疾病或损伤不能维持其稳定性时，可以应用脊柱矫形器作为一种外在稳定因素增加脊柱的稳定性。

上肢矫形器主要包括肩-肘-腕-手矫形器、肘-腕-手矫形器、腕-手矫形器、手矫形器等。上肢矫形器在临床康复中可用于臂丛神经损伤、肩部肌肉瘫痪、手部痉挛性畸形、上肢关节炎、上肢骨折、烧伤、脑瘫、偏瘫患者的肢体矫正和康复。

下肢矫形器是一种用于改善神经肌肉和骨骼系统的功能特性或结构的体外装置，俗称"支具"。主要用于骨关节疾病与损伤、神经肌肉麻痹等造成的运动功能障碍的预防、治疗和康复。

足矫形器是治疗足部疾病的足垫、托、鞋、靴的总称，其主要通过重新调整足底压力分布，改善下肢生物力线，避免或缓解因足部畸形及足底压力变化导致的足部疼痛。近年来，随着现代生物力学、康复医学及高分子材料学、机械工艺技术的发展，足矫形器的形式、材料、装配都取得长足进步。

除矫形器外，假肢也可辅助恢复患者的行动能力。假肢，又称"义肢"，即用工程技术的手段和方法，为截肢者、肢体不完全缺损者设计和制作的人工假体。假肢的主要作用是代替失去肢体的部分功能，使截肢者恢复一定的生活自理和工作能力。

【学习目标】

掌握

（1）脊柱、上肢、下肢、足矫形器的特点。

（2）假肢的特点。

熟悉

（1）脊柱、上肢、下肢、足矫形器的适配。

（2）假肢的适配。

了解

（1）脊柱、上肢、下肢、足矫形器的基本构成、材质和分类。

（2）假肢的基本构成、材质和分类。

技能 21
脊柱矫形器的选择与应用（FJ-21）

【技能目标】

知识目标

（1）掌握青少年脊柱侧弯的特点。

（2）掌握脊柱侧弯的简易筛查方法和脊柱矫形器的适配。

（3）了解脊柱矫形器的基本构成和分类。

能力目标

（1）掌握常见脊柱矫形器的临床应用。

（2）掌握脊柱侧弯的筛查方法。

（3）能根据患者的实际情况选择合适的脊柱矫形器。

素质目标

（1）通过根据患者情况制订处方，培养学生分析问题、解决问题的能力。

（2）通过对脊柱矫形器进行功能评估，培养学生的动手实践能力。

【相关知识】

一、认识脊柱矫形器

脊柱矫形器由胸带、骨盆带、后背支条、侧支条与腹带等组成，主要分为软性脊柱矫形器和硬性脊柱矫形器，如表 6-21-1 所示。

（1）胸带：多采用铝制板。为了最大化发挥脊柱矫形器的杠杆作用，胸带的位置应尽量高一些，但不得妨碍肩胛骨的运动，胸带的上缘应位于肩胛下角的下方约 2 cm 处。

（2）骨盆带：是脊柱矫形器最下方的部件，其后下缘位于骶尾关节水平的下方，其侧方位于髂前上棘与大转子之间，其前端止于腋中大转子连线。要求骨盆能包住臀大肌。

（3）后背支条：两根后背支条平行位于脊柱两侧肌肉最丰满的部位，不应碰到棘突。其上端与胸带相连，其下端与骨盆带相连。后背支条的曲线可以按站立位腰椎前凸的形状制作，使腰椎处于后伸位，也可以制成较平直的曲线，使脊柱处于某种屈曲位。

（4）侧支条：侧支条位于腋中与大转子连线上。其后方与胸带、骨盆带相连，其前方与围腰的腹带或腹托相接。

（5）腹带：是脊柱矫形器的前部。其上缘应位于胸骨剑突的下方 1 cm 处，其下缘应位于耻骨联合。腹带一般由织物制成，利用带子调整腹部压力。腹带可以是脊柱矫形器的一部分，也可以是独立的矫形器。

软性脊柱矫形器是指以各种织物为主要材料，内设弹性支条以增加强度的制品，俗称"软围腰"或"围腰"。主要作用是限制腰部脊柱的运动并减轻腰部脊柱的承重。作用原理是利用内设弹性支条的软性材料包裹住躯干，给腰部、腹部软组织施加一定压力，提高腹腔内压，借以减轻体重对腰椎产生的负荷，并限制脊柱运动，从而达到消除疼痛的目的。

硬性脊柱矫形器，又称"躯干矫形器"，传统硬性脊柱矫形器多由金属条、皮革制成，现代硬性脊柱矫形器多由塑料板制成。

表 6-21-1　常见脊柱矫形器

名称	图例	类型	优缺点
精准定制支具		全天型美系	优点：前开口设计，更易穿脱，能稳定并导正侧弯常伴随的脊柱旋转。此类矫形器留有洞口，更透气，同时便于患者进行施罗斯矫形体操训练，可观察运动效果 缺点：上胸椎侧弯（T7 以上）不适用，建议使用米华基背架
夜间加强型脊柱矫形器		美系	优点：硬式，白天活动不受影响，且夜间矫正效果好。此类矫形器只在夜间睡觉时穿，脊柱并不承重，因此少有不适 缺点：只能夜间睡觉时穿 8 小时
密尔沃基支具		全天型美系	优点：硬式背架，效果最好，无须紧密包裹胸腹，穿起来比较透气 缺点：此类矫形器的结构由骨盆至颅底，上端覆盖整个脖颈，衣饰不易遮盖，儿童及少年接受度低
波士顿支具		全天型美系	优点：美国主流，硬式背架，可强制矫正姿势，见效快，背架最高至腋下，衣饰容易遮盖 缺点：对日常生活活动的限制较大
大阪医大式矫形器		全天型日系	优点：硬式背架，见效快，形式简单，腋下有一支金属支架用来施力，因此可减少许多包裹部位 缺点：对日常生活活动的限制较大，必须穿着走路，无法如夜间加强型脊柱矫形器一样过度矫正
动态导正支具		全天型美系	优点：弹性较好的背架，白天穿着不会限制肌肉活动，较为舒适，且衣饰容易遮掩 缺点：身体柔软度差者不适用

二、脊柱矫形器的适配

1. 脊柱侧弯的筛查

（1）脊柱侧弯疗程记录（表6-21-2）。

表 6-21-2　脊柱侧弯疗程记录

姓名		性别		编号		
出生年月		筛查日期				
主治医师		医院				
日期	形态	弯度	身高	体重	Risser 征	备注

（2）脊柱侧弯的简易筛查。

体态姿势检查（postural analysis）（图6-21-1）：①双肩高度不一；②肩胛骨隆起（右侧）；③胸部乳房不对称；④腰际高度不一；⑤臀部倾斜突出；⑥腰椎前突出；⑦头部倾斜。

（3）亚当式检查（Adam's test）（图6-21-2）：将双膝打直，向前弯腰。

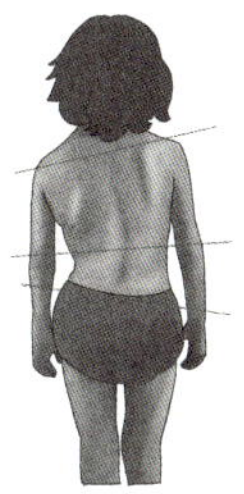

图 6-21-1　姿势图

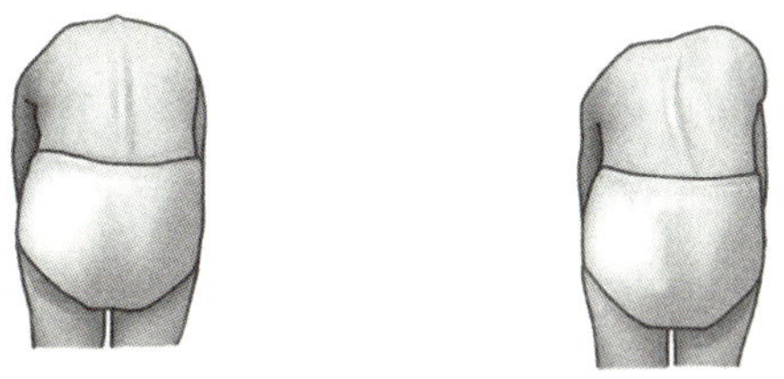

（a）正常脊柱　　　　　　（b）脊柱侧弯

图 6-21-2　亚当式检查

（4）拍摄 X 光片要点（图6-21-3）：①无矫形器正面照：取站立位，两眼平视，手臂自然下垂，双脚平行与肩同宽，两腿膝关节务必伸直，建议使用站姿固定器；②无矫形器侧面照：取站立位两眼平视，双手抱耳，手肘朝前，双脚平行与肩同宽，两腿膝关节务必伸直，建议使用站姿固定器③穿着夜间型侧弯矫形器正面照：取平卧位；④穿着全天型侧弯矫形器正面照：取站立位；⑤拍摄范围为颈椎 C7 至骨盆上端 S2，若拍摄范围不足，则以 S2 为主。

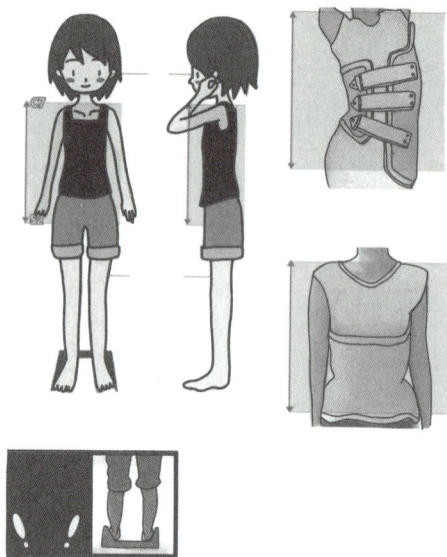

图 6-21-3　拍摄 Ⅹ 光片要点

2. 脊柱矫形器的适配

（1）波士顿（Boston）支具：是最常见的胸腰骶脊柱矫形器，没有密尔沃基支具那么笨重，且塑料部件是按患者身体情况定制的，如图 6-21-4 所示。此类支具从乳房下方延伸到正面骨盆区域的起始处，从肩胛骨下方延伸到背部尾椎骨，并通过对侧弯施加三点压力（"三点力"系统）防止脊柱侧弯进展。

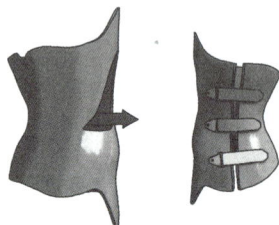

图 6-21-4　波士顿支具

特点：①主要用于纠正腰椎侧弯或胸腰椎侧弯；②对某些角度非常大的胸椎侧弯矫正效果欠佳；③可以完全隐藏在衣服下面，不影响患者外观。

（2）密尔沃基（Milwaukee）支具：早期常用于较高位胸椎侧弯，从颈部延伸到骨盆，由一个特定形状的塑料骨盆带和一个颈环组成，颈环通过支具前、后的金属杆连接，金属杆可延长躯干长度，颈环使头部保持在骨盆正上方，如图 6-21-5 所示。根据患者的侧弯模式定制压力垫，金属杆与绑带相连。密尔沃基支具是最早的颈胸腰骶脊柱矫形器，此类支具出现较早，体积较大，有时用于胸椎或颈椎以上的脊柱侧弯。

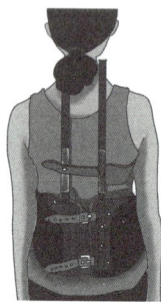

图 6-21-5　密尔沃基支具

特点：①主要用于严重的高位脊柱侧弯（如胸椎侧弯）；②可用于波士顿支具无法纠正的严重脊柱侧弯畸形；③现在较少用。

三、脊柱矫形器的使用训练

1. 穿戴方法

（1）应穿戴在一件较紧身的棉质内衣外，内衣应比脊柱矫形器长且侧方无接缝。

（2）将脊柱矫形器稍拉开，患者侧身穿进。注意不要将矫形器拉于太大。在矫形器内尽量将内衣拉平，尤其压垫部位不能留褶皱，内裤应穿在矫形器的外面。为减少对皮肤的压迫，应适当按摩皮肤，保持皮肤干燥。

（3）先将搭扣松松合上，在可能的情况下躺下，再将搭扣拉紧。脊柱侧弯角度 >40° 的患者应躺下穿戴。搭扣合上后，双手放在腰间将矫形器向下压，使脊柱伸展。

（4）为了外观上不引人注意，可穿着较宽松的外衣。

（5）进餐时可以适当松开矫形器，最好少食多餐。

2. 穿戴时间

（1）每天应穿戴 23 小时。初次装配应在 2 周内逐步达到这个标准，具体的适应步骤见下方适应性训练。

（2）在矫正效果较好的情况下（如脊柱侧弯完全矫正），每天穿戴时间可适当缩短，如每半年每天减少 2 小时。

（3）患者身体发育停止后，如果脊柱侧弯角度仍 >30°，应在发育停止后继续穿戴 2~2.5 年，以巩固矫正效果。一般在 22 岁左右身体发育就会停止。

3. 适应性训练

矫正目的性强的矫形器在初期会给患者带来不适，如压痛、背部肌肉酸痛等。建议穿戴矫形器的患者进行如下适应性训练。

第 1—2 天：每天白天分 3~4 次，每次穿戴 0.5~1 小时，夜间入睡前穿戴 0.5~1 小时，脱下后检查皮肤是否发红、有无不适感。

第 3—4 天：每天白天分 3~4 次，每次穿戴 2~3 小时，夜间入睡穿戴 1~2 小时，然后脱下。

第 5—6 天：每天白天持续穿戴，每 4 小时脱下检查皮肤情况，夜间入睡穿戴 1~2 小时，然后脱下。

第 2 周：每天白天持续穿戴，每 4 小时脱下检查皮肤情况，夜间入睡穿戴，若入睡困难可脱下，尽量延长穿戴时间。

以上训练过程须根据患者的适应能力进行调整，使患者尽早适应矫形器。

四、脊柱矫形器的应用

根据脊柱侧弯位置的高低，脊柱侧弯矫形器分为颈胸腰骶脊柱矫形器（cervical thoracic lumbar sacral orthosis，CTLSO）和胸腰骶脊柱矫形器（thoracic lumbar sacral orthosis，TLSO）。CTLSO 上部为金属结构或带有颈托，而 TLSO 则没有，且 TLSO 高度只达到腋下，因此也称为腋下型支具。CTLSO 适用于顶椎（度数最大的脊柱弯曲中的顶点椎体）在第 7 胸椎（T7）及以上的侧弯，矫正脊柱侧弯范围可至颈椎，对上胸椎及颈椎侧弯有作用，其代表支具为密尔沃基（Milwaukee）支具。TLSO 适用于顶椎在第 7 胸椎以下的侧弯，分为高轮廓和低轮廓两种，常见类型有波士顿（Boston）支具、威尔明顿（Wilmington）支具、查尔斯顿（Charleston）支具、色努（Chêneau）支具等。

正常的脊柱从上到下是一直线，如果脊柱向身体的任何一边弯曲歪斜，就是所谓的脊柱侧弯，如图 6-21-6 所示。实际上，大部分脊柱侧弯并不是单纯平面的左右倾斜，而是一种 3D 旋转的变形，就好像旋转梯一样。患者接受由后向前的 X 光检查时，X 光片中的脊柱呈现 S 形、C 形等形状，而非一条直线。

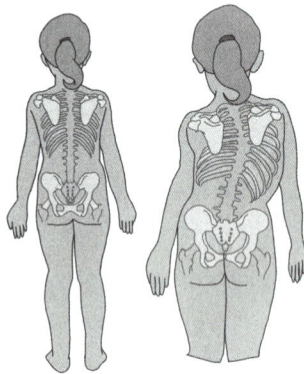

图 6-21-6　正常脊柱形态和特发性脊柱侧弯形态

1. 脊柱侧弯的原因

（1）青少年脊柱侧弯患者中，大约 30% 存在家族病史。

（2）特发性脊柱侧弯患者多发现于青春期，此时骨骼尚未成熟，脊柱侧弯概率较大。

2. 脊柱侧弯的分类

（1）非结构性脊柱侧弯：一般由神经肌肉病变、脊柱左右两侧肌肉张力不平衡、两脚长度差异等因素造成，经过专业诊断，脊柱侧弯的度数大多不超过 20°。

（2）结构性脊柱侧弯：由脊柱本身的异常造成，这种脊柱异常多半是先天基因的问题，一定要就医诊治，以免日后影响心肺功能或引发其他并发症。

3. 脊柱侧弯的影响

（1）容易腰酸背痛。

（2）造成脊椎神经压迫，如坐骨神经、肌肉无力。

（3）造成内脏压迫，影响心肺功能。

（4）体型变形。

4. 脊柱矫形器的功能评估

（1）评估脊柱矫形器是否符合处方要求。

（2）评估脊柱矫形器的功能：①脊柱的偏移是否得到矫正。②评估脊柱在额状面、矢状面、水平面内的对线是否改善，侧凸 Cobb 角和椎体旋转是否减小，冠状面平衡是否改善。③评估呼吸状况，矫形器不能明显影响呼吸，矫形器穿戴者在深呼吸时应不感到压迫或疼痛，在中等程度运动后应没有胸闷气短的现象。④评估软组织受压状况。⑤评估穿戴舒适性，重点关注髂前上棘等处是否有压痛。

（3）穿戴评估：①评估穿戴的难易程度，矫形器应易于穿戴，用于穿戴的开口处宽度不应大于 1.5 cm。②评估坐立动作，让患者坐在硬质板椅子上，矫形器下缘应既不压迫身体，又不支撑于椅面。③评估站立、行走、系鞋带、如厕等日常生活活动。

【技能导入】

张某，女，15 岁，T5—L4 胸腰段脊柱侧凸，顶锥为 T10，脊柱侧凸 Cobb 角为 32°，椎体旋转度为 I 度。无穿戴脊柱矫形器史。请根据患者情况为其适配脊柱矫形器，并根据其穿戴情况，制订锻炼方案。

【技能分析】

一、主要健康问题

脊柱侧弯：T5—L4 胸腰段脊柱侧凸，脊柱侧凸 Cobb 角为 32°，椎体旋转度为 I 度。

二、制订方案

根据对张某的病情分析得知，其脊柱侧凸 Cobb 角为 32°，属于中度脊柱侧凸，应利用脊柱矫形器进行辅助治疗，并结合非手术治疗方法进行恢复，重新建立运动模式，改正不良生活习惯，坚持自主锻炼。

三、训练目标

经过训练治疗，张某的脊柱侧凸 Cobb 角和椎体旋转度减小，日常行走、坐卧时脊柱疼痛减轻，运动后胸闷症状减轻。

【技能实施】

一、操作流程

操作流程如图 6-21-7 所示。

病情询问：了解患者的病因、病程、临床诊断报告等情况

脊柱功能检查：进行脊柱侧弯简易筛查，评定脊柱生理弯曲、关节功能活动度和生物力学情况

制订处方：根据检查结果确定脊柱矫形器的类型，可向张某推荐波士顿支具

前期准备：对皮肤伤口进行用药，对局部炎症部位进行消肿

病情评定与适配

脊柱矫形器穿戴：引导患者穿棉质内衣，患者站立位抬起双臂，拉开脊柱矫形器，侧穿进入

脊柱矫形器检查：检查脊柱矫形器是否适合体型，坐下是否有压迫到大腿，呼吸是否有压迫感，矢状和冠状面是否正直

穿戴时间：告知患者每天佩戴 22~23 小时，洗澡时可脱下。穿戴 3~6 天进行复查和调整。后期至少每 3 个月进行一次复查

非手术治疗训练：神经肌肉电刺激、呼吸训练、运动训练等

穿戴与训练流程

效果评价

3~6 月后，患者疼痛减轻，脊柱侧凸 Cobb 角减小

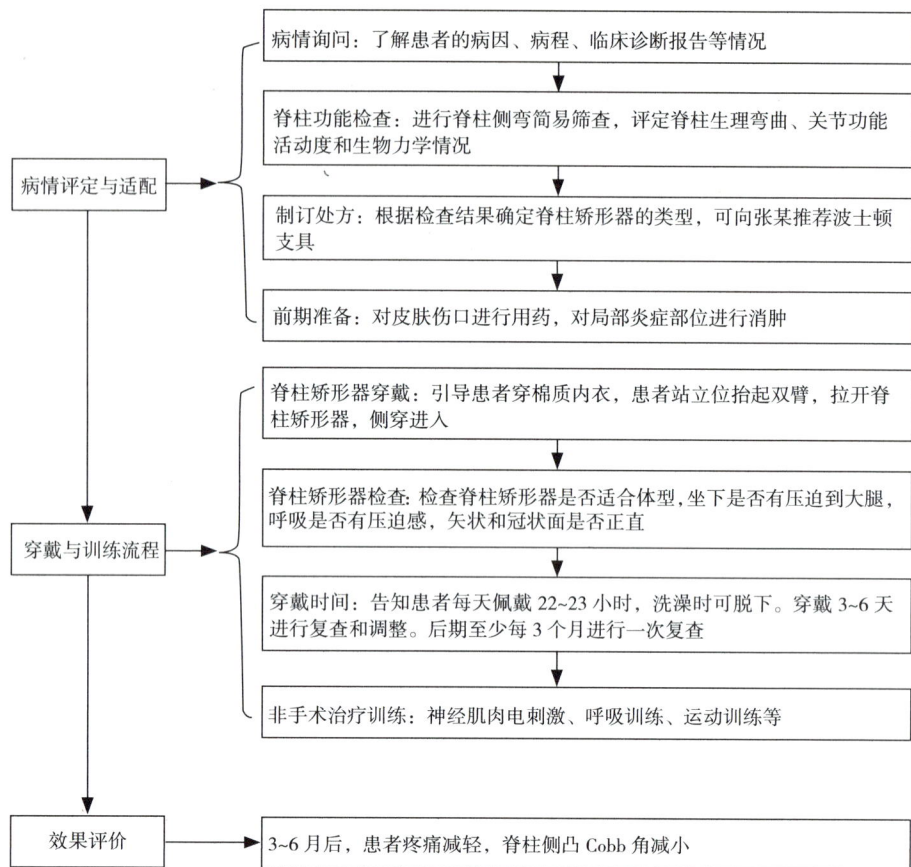

图 6-21-7　操作流程

二、操作注意事项

（1）操作前应充分了解患者的基本情况。

（2）遵医嘱穿戴脊柱矫形器，在专业指导下进行合适的运动疗法和呼吸训练。穿戴初期，反复对患者强调脊柱矫形器的使用方法和注意事项。

（3）告知患者穿戴脊柱矫形器 1 周后应及时复查，便于根据患者使用感受对脊柱矫形器进行调整或更换。

（4）初始穿戴时，每隔 2 小时，脱下矫形器查看皮肤是否变红，是否有压力点。如果皮肤受到损伤并出现明显的压力点痕迹，应停止穿戴矫形器，直至皮肤颜色恢复正常。如无不良反应，则每天应穿戴 12 小时，入睡也可穿戴。白天可穿戴较长时间，夜晚可穿戴较短时间，然后再逐步延长穿戴时间。

【实践思考】

（1）对于穿戴脊柱矫形器后皮肤出现局部发红的患者，应该如何处理？

（2）对于穿戴脊柱矫形器后体重增加的患者，应该如何处理？

【技能工单】

技能名称	脊柱矫形器的选择与应用	学时		培训对象	
学生姓名		联系电话		操作成绩	
操作设备		操作时间		操作地点	
技能目的	1. 掌握脊柱矫形器的种类及特点。 2. 能根据患者需求，为其适配脊柱矫形器。 3. 能正确引导患者使用脊柱矫形器。 4. 具备动手实践、分析问题的能力。				
技能实施	病情分析				
	脊柱矫形器的选择				
	脊柱功能评定				
	脊柱矫形器的穿戴与调节				
	示范实践				
	学习体会				
教师评价					

【活页笔记】

技能名称	脊柱矫形器 的选择与应用	姓名		学号	
实践要求	结合技能实施流程，开展实践练习。3人进行脊柱矫形器适配的模拟操作，1人扮演患者，1人扮演患者家属，1人进行模拟操作。完成后再交换角色实践练习。				
实践心得体会					
反思与改进					
教师评价					

技能 22
上肢矫形器的选择与应用（FJ-22）

【技能目标】

知识目标

（1）掌握上肢矫形器的应用范围。

（2）熟悉上肢矫形器的应用处方。

（3）了解上肢矫形器的种类和材料。

能力目标

（1）掌握常见上肢矫形器的临床应用。

（2）能根据患者的实际情况选择合适的上肢矫形器。

素质目标

（1）通过根据患者情况制订处方，培养学生分析问题、解决问题的能力。

（2）通过上肢矫形器的适配、调节等操作，培养学生的动手实践能力。

（3）通过为患者适配上肢矫形器，培养学生关爱患者、体谅患者的品质。

【相关知识】

一、认识上肢矫形器

上肢矫形器适用于经评估适合装配的肢体功能障碍者，可改善患者上肢神经、肌肉、骨骼系统的损伤或畸形。上肢矫形器根据结构有无活动装置，可分为静态上肢矫形器和动态上肢矫形器。其材质为金属、高分子复合物及碳纤维。

1. 手指矫形器（finger orthosis，FO）

（1）锤状指：一般是由于远端指间关节的伸指肌腱损伤所致，临床表现为指的尖端下垂，远端指间关节不能伸展。

适用矫形器：锤状指夹板（图 6-22-1）。

穿戴时间：急性损伤需要连续穿戴 6 周，慢性损伤需要连续穿戴 8 周。

材料：铝板，聚乙烯板材。

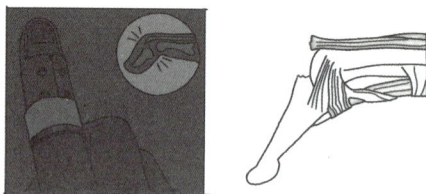

图 6-22-1　锤状指夹板

（2）鹅颈指：临床表现为近指间关节（proximal interphalangeal joint，PIJ）过伸展、远指间关节（distal interphalangeal joint，DIJ）代偿性运动，多见于慢性关节风湿病和外伤引起的近指间关节脱位。

适用矫形器：鹅颈指夹板（图 6-22-2）。

材料：聚乙烯板材，低温塑料板材。

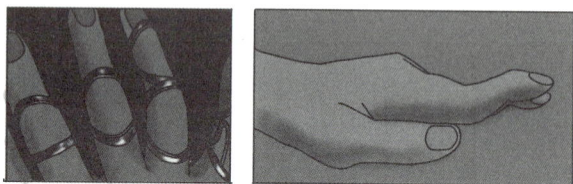

图 6-22-2　鹅颈指夹板

（3）指间关节助伸矫形器：分为圈簧式指间关节伸展辅助矫形器（图 6-22-3）、钢丝架式指间关节伸展辅助矫形器。

结构特点：利用橡皮筋的弹性辅助指间关节伸展，属于动态矫形器。

适应证：主动或被动的 PIJ 伸展受限，指伸韧带损伤，外伤性关节纤维化，PIJ 屈曲挛缩。

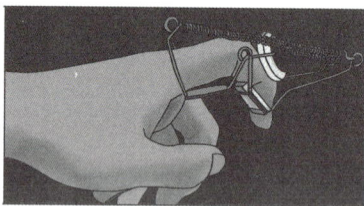

图 6-22-3　圈簧式指间关节伸展辅助矫形器

（4）腕 - 手矫形器（wrist-hand orthosis，WHO）：由前臂部、腕部、掌部、手指部、关节及其他活动部件构成（图 6-22-4），分为静态腕 - 手矫形器和动态腕 - 手矫形器。主要功能为保持腕关节和手的功能位或休息位。

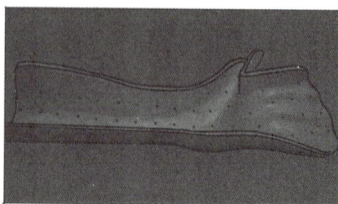

图 6-22-4　腕 - 手矫形器模具

（5）肘矫形器（elbow orthosis，EO）：分为静态肘矫形器（固定式肘矫形器）、动态肘矫形器，如图 6-22-5 所示。主要功能为固定或限制肘关节的运动，促进病变组织痊愈。

适应证：关节挛缩，屈肘肌肉力量低下，关节不稳定等。

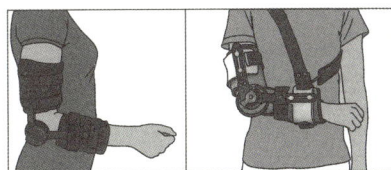

图 6-22-5　肘矫形器

（6）肩矫形器（shoulder orthosis，SO）：分为肩吊带矫形器、硬质肩矫形器、软性肩矫形器。肩吊带矫形器多采用布料、皮革、帆布带等材料缝制，能防止因重力作用导致的肩关节脱位，如图 6-22-6 所示。硬质肩矫形器多采用塑料板材、合成树脂制成，上端完全包住肩关节，下端至肘关节上方，用于肩关节骨折、肱骨骨折等，如图 6-22-7 所示。软性肩矫形器多采用具有弹性的柔软材料制成，穿戴在肩部和上臂部，对肩关节、肩胛及上臂的肌腱起到支持、稳定、减免负荷、保暖、缓解疼痛等作用，用于肩部肌肉扭伤或撕裂、肩关节周围肌腱炎、类风湿等。

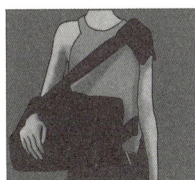

图 6-22-6　肩吊带矫形器

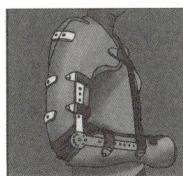

图 6-22-7　硬质肩矫形器

二、上肢矫形器的适配

根据患者实际情况，依据其适应证，按照表 6-22-1 进行上肢矫形器的适配。

表 6-22-1　上肢矫形器的适配

名称	适用情况	名称	适用情况
静态手指矫形器	偏瘫痉挛，上肢神经损伤	静态手矫形器（手固定矫形器）（台板式、三明治式、片簧式）	爪状指畸形、偏瘫、烧伤瘢痕挛缩、福克曼缺血性挛缩等引起的手指、掌指关节、腕关节屈曲畸形等
锤状指矫形器	锤状指畸形	拇指腕掌固定矫形器	大拇指内收畸形、正中神经损伤、风湿病引起的疼痛、肌力变弱等
鹅颈指矫形器	鹅颈指畸形	掌指关节助伸矫形器	尺神经、正中神经麻痹引起的手指内在肌麻痹，手指骨折，创伤后骨萎缩

续表

名称	适用情况	名称	适用情况
纽扣指矫形器	纽扣指畸形	掌指关节助屈矫形器	掌指关节伸展痉挛
指间关节矫形器	偏瘫、臂纵神经损伤、尺神经损伤等引起的手指畸形	尺神经麻痹用矫形器（简易型、卡佩纳型、切辛顿型）	尺神经损伤时手内肌麻痹表现出的爪形手,第4、5指的掌指关节过伸,指间关节屈曲
拇指外展矫形器	急性掌指关节炎,类风湿关节炎,拇指扭伤,正中神经损伤,烧伤等	手掌虎口撑开矫形器	烧伤、正中神经损伤引起的手掌虎口挛缩
圈簧式指间关节伸展辅助矫形器（卡佩纳型矫形器）	主动或被动的近指间关节伸展功能障碍,指伸韧带损伤,外伤性指间关节纤维化,近指间关节屈曲挛缩等	掌腱膜挛缩症用矫形器	手指屈曲畸形,伸指功能障碍
钢丝架式指间关节伸展辅助矫形器（安全销式矫形器）		对掌矫形器	对掌功能障碍
橡皮筋式指间关节伸展辅助矫形器(小型伸指器)		兰乔（Rancho）型静态对掌矫形器	拇指掌指关节处的桡侧副韧带损伤,拇指骨关节炎,C7/C8/T1处的脊髓损伤周围神经麻痹,偏瘫等
指间关节助屈矫形器	近指间关节伸展挛缩或屈肌变弱引起的近指间关节屈曲	恩根（Engen）型静态对掌矫形器	

三、上肢矫形器的安装

1. 门诊检查

患者安装上肢矫形器之前均须进行门诊检查。矫形器门诊通常设在康复中心、综合医院、假肢中心或假肢厂。门诊工作应由熟悉矫形器的医生和矫形器技师共同担任。检查内容包括病史询问、身体检查和心理检查,检查后将结果记入相应表格,建立病历档案。如果患者过去安装过矫形器,应了解其使用情况和存在问题,并观察步态。根据患者实际情况,确定治疗方案（如手术治疗、药物治疗、康复治疗、使用矫形器等）。

2. 上肢矫形器处方

上肢矫形器处方如表 6-22-2 所示。

表 6-22-2　上肢矫形器处方

基本信息							
姓名		性别		年龄		电话	
主要功能障碍							
诊断意见							

适配辅助器具	□ 手指矫形器 □ 腕 - 手矫形器 □ 肘矫形器 □ 肩矫形器 □ 手矫形器 □ 肘 - 腕 - 手矫形器				

参数测量

手关节:
控制方式: □ 自由活动 □ 部分活动 □ 固定
关节活动范围: 屈曲( )度; 后伸( )度
肘关节:
控制方式: □ 自由活动 □ 部分活动 □ 固定
关节活动范围: 屈曲( )度; 后伸( )度
腕关节:
控制方式: □ 自由活动 □ 部分活动 □ 固定
关节活动范围: 屈曲( )度; 背伸( )度
　　　　　　旋前( )度; 旋后( )度
肩关节:
控制方式: □ 自由活动 □ 部分活动 □ 固定
关节活动范围: 屈曲( )度; 背伸( )度
　　　　　　旋前( )度; 旋后( )度
　　　　　　内收( )度; 外展( )度

辅助器具适配情况记录

矫形器名称	数量	矫形器设计要求及目的	规格型号	主要部件及厂名	备注
定、改制记录摘要					
附件资料					

适配检验

矫形器适配结果是否符合原处方要求	□ 完全符合 □ 功能、形式与原处方符合,部分规格及零配件略有出入,但大致符合 □ 功能、形式与原处方有显著差异,不符原处方精神 □ 建议调整处方 □ 其他说明: ＿＿＿＿＿＿＿＿＿＿＿＿＿			
适配评定				
注意事项				
适配者	检验	日期	审核	日期

3. 初期适合检查前的治疗工作

初期适合检查（试样）前的治疗工作是指矫形器已开始制作，等待试样时对患者进行增加肌力、关节活动度及协调的锻炼，使患者的一般身体状况得到改善。这样，就能为患者日后更有效地使用矫形器创造条件。治疗方法包括理疗、运动疗法等。由理疗医生负责这项工作。

4. 上肢矫形器的制作

（1）设计：确定上肢矫形器的结构形式、材料、关节与关节锁的种类，以及各种附加部件的使用等。

（2）测量及绘图：量取患肢、健肢的相关尺寸，绘制肢体轮廓图，供装配时使用。

（3）石膏取型，并根据生物力学要求进行石膏模型的修整。

（4）制作及装配。

5. 初期适合检查

初期适合检查（试样）是指上肢矫形器装配就绪后，通过评估患者试穿情况，对上肢矫形器进行检查。

（1）了解上肢矫形器是否达到处方中的各项要求。

（2）对上肢矫形器的设计、结构、装配质量、适合情况、能否起到治疗作用等作出评价。

（3）在上肢矫形器完工之前及时进行修改。

6. 上肢矫形器的功能训练

上肢矫形器经过初期适合检查并加工为成品后，可指导患者开始功能训练。训练内容包括穿脱上肢矫形器、保持身体平衡、迈步、行走、坐下、起立、上下楼梯，以及正确使用拐杖或其他行走辅助器具。

7. 终期适合检查和功能评定

终期适合检查和功能评定（矫形器检验）是指上肢矫形器制作完成且患者接受过功能训练之后，将上肢矫形器正式交付患者使用之前，对上肢矫形器的质量、功能代偿情况、功能训练结果（熟练程度）以及患者的身体和心理状况进行一次综合性的检查和评价。由处方医生、矫形器技师和理疗医生负责这项工作。经过检查，如各项指标均已达到要求，即可将上肢矫形器正式交付患者使用。

四、上肢矫形器的应用

上肢矫形器常用于下述疾病损伤导致的功能障碍康复，如表6-22-3所示。

表6-22-3　上肢矫形器的应用

序号	应用范围	备注
1	上肢骨折和关节脱位	
2	软组织损伤	
3	神经疾病	
4	骨关节疾病	
5	畸形	
6	烧伤	
7	肿瘤	

1. 手矫形器的应用

手矫形器的应用如表 6-22-4 所示。

表 6-22-4　手矫形器的应用

	锤状指畸形	鹅颈指畸形	纽扣指畸形	拇指外展畸形	指间关节伸展受限	指间关节屈曲受限
功能障碍	手指指尖下垂,远指间关节不能伸展	掌指关节屈曲,近指间关节过伸,远指间关节屈曲	掌指关节过伸,近指间关节屈曲,远指间关节过伸	拇指呈外展畸形	指间关节呈屈曲畸形,活动范围减小	指间关节屈曲活动范围减小
常见原因	远指间关节的伸指肌腱损伤	类风湿关节炎,脑瘫,臂丛神经损伤,外伤引起的远指间关节脱位等	近指间关节中央腱束松弛或断裂,撕裂伤,关节脱位,骨折,骨关节炎,类风湿关节炎等	急性掌指关节炎,类风湿关节炎,拇指扭伤,正中神经损伤,烧伤等	屈肌挛缩,伸肌力量减弱	指间伸肌挛缩或屈肌力减弱
装配矫形器的目的	矫正畸形或防止畸形加重	矫正畸形或防止畸形加重	矫正畸形或防止畸形加重	矫正畸形或防止畸形加重	增大活动范围,矫正畸形	保证指间关节屈曲,或助力指间关节屈曲
矫形器处方	装配锤状指矫形器	装配鹅颈指矫形器,通过作用于远、近指间关节和手指近端的三点压力来矫正畸形	装配纽扣指矫形器,利用与鹅颈指矫形器相反的力学设计来矫正畸形	装配穿戴于大鱼际和拇指位置的静态手指矫形器,保持拇指对掌功能位	装配静态手指矫形器,使指间关节保持伸展,并对屈肌施加长时间、低强度的牵引作用,根据进展情况更换矫形器,逐渐增加目标指间关节的伸展角度;装配动态手指矫形器,穿戴于目标指间关节的近端指节和远端指节,利用橡皮筋的弹力辅助指间关节伸展,矫正指间关节屈曲挛缩,增大伸展运动范围	装配静态手指矫形器,使指间关节保持屈曲,并对伸肌施加长时间、低强度的牵引作用;装配动态手指矫形器,穿戴于目标指间关节的近端指节和远端指节,利用橡皮筋的弹力辅助指间关节屈曲,增大屈曲运动范围
矫正原理	"三点力"系统	"三点力"系统	"三点力"系统			

2. 腕-手矫形器的应用

腕-手矫形器的应用如表 6-22-5 所示。

表 6-22-5　腕 - 手矫形器的应用

	掌骨骨折	桡骨远端骨折	腕关节腱鞘囊肿	手部畸形
诊断	右手第五掌骨骨折	左侧桡骨远端骨折	右手腕关节屈侧腱鞘囊肿	右手机械性损伤术后愈合,掌指关节保持于功能位
装配矫形器的目的	骨折复位后制动	骨折复位后制动	腕关节制动	牵引矫正
矫形器处方	装配尺侧 U 形结构的静态腕 - 手矫形器,矫形器远端至手指末节,将腕关节固定于伸展 20°,掌指关节固定于屈曲 30°	装配静态腕 - 手矫形器,矫形器从背侧托住腕关节,末端不超过掌指关节,保持屈腕 25°	装配静态腕 - 手矫形器,将腕关节保持在功能位	装配动态腕 - 手矫形器,用橡皮筋牵引,使掌指关节屈曲,实现拇指对掌功能

3. 肘矫形器的应用

肘矫形器的应用如表 6-22-6 所示。

表 6-22-6　肘矫形器的应用

	鹰嘴骨折	前臂骨折	先天畸形术后
诊断	左手尺骨鹰嘴骨折	左前臂病理性骨折	骨肿瘤导致左前臂骨骼发育不全,肘关节屈曲活动受限
装配矫形器的目的	骨折复位后制动	制动	在受保护的条件下进行功能训练
矫形器处方	装配静态肘矫形器,固定肘关节。矫形器的近端至左臂腋下,远端至手部掌指关节,肘关节固定角度为屈曲 90°	装配静态肘矫形器,固定前臂及肘关节	装配动态肘矫形器,进行术后康复锻炼

【技能导入】

小明,9 岁,因玩耍导致左臂肘关节脱位,该手臂无法活动,疼痛难忍。到医院骨科进行正位后,需要佩戴肘矫形器,促进受损组织痊愈。请为小明选择合适的肘矫形器,帮助他进行康复训练。

【技能分析】

一、主要健康问题

小明因玩耍导致左臂肘关节脱位,正骨复位后,需要佩戴肘矫形器进行固定与恢复。

二、制订方案

为了做好肘关节脱位复位后的固定，应根据小明的情况定制合适的肘矫形器，并辅以手部的简单活动训练，促进受损组织的恢复。

三、训练目标

经过训练治疗，小明的左臂在去掉矫形器后可以自由活动。

【技能实施】

一、操作流程

操作流程如图 6-22-8 所示。

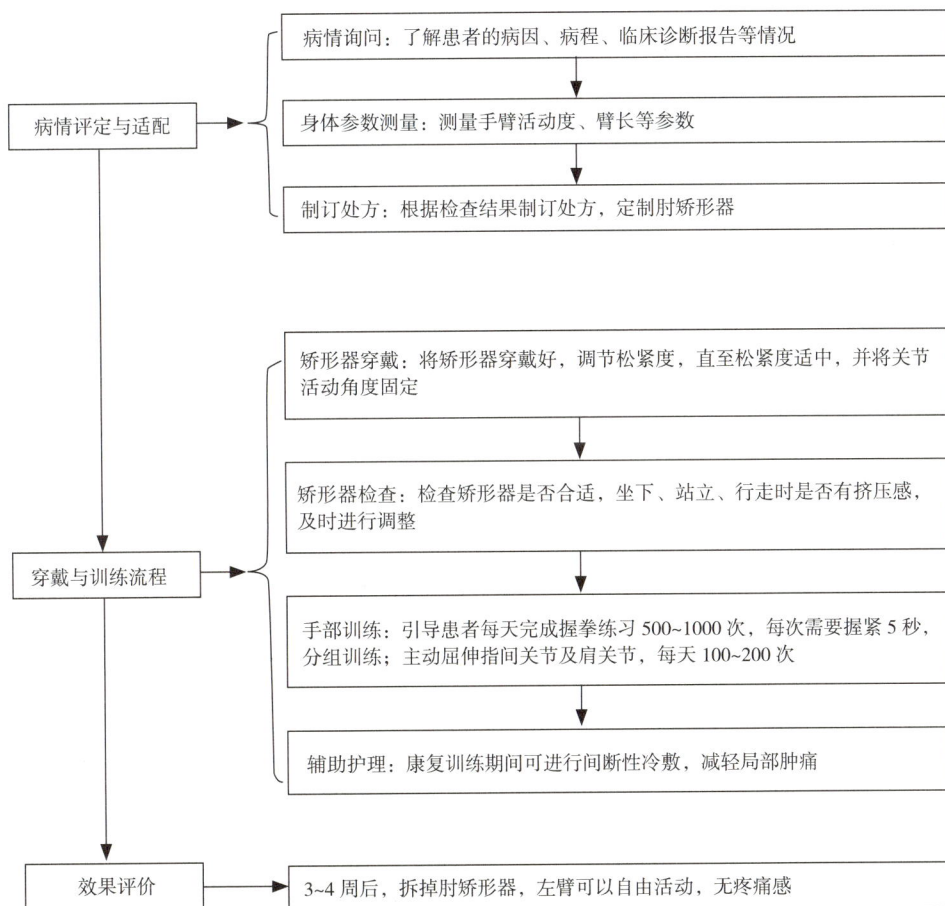

图 6-22-8　操作流程

二、操作注意事项

（1）穿戴初期，要按照程序逐一操作，保证安全、有效地使用矫形器，并向患者强调矫形器的使用方法和注意事项。

（2）穿戴时，要注意安抚患者情绪。

（3）穿戴矫形器期间，应指导患者进行手部、肩部训练，防止关节挛缩。

【实践思考】

（1）穿戴初期，护理人员应明确告知患者上肢矫形器穿戴的注意事项，请问注意事项有哪些？

（2）穿戴过程中，肘矫形器发生松动应该怎么办？

（3）穿戴过程中，肢体发生肿胀，皮肤泛红，应该如何处理？

技能名称	上肢矫形器的选择与应用	学时		培训对象	
学生姓名		联系电话		操作成绩	
操作设备		操作时间		操作地点	
技能目的	1. 掌握上肢矫形器的种类及特点。 2. 能根据患者需要选择合适的上肢矫形器。 3. 能辅助患者穿戴上肢矫形器, 并指导其进行康复训练。				
技能实施	病情分析				
	上肢矫形器的选择				
	身体参数测量				
	上肢矫形器的穿戴与调节				
	注意事项				
	学习体会				
教师评价					

【活页笔记】

技能名称	上肢矫形器 的选择与应用	姓名		学号	
实践要求	结合技能实施流程，开展实践练习。3 人进行上肢矫形器适配的模拟操作，1 人扮演患者，1 人扮演患者家属，1 人进行模拟操作。完成后再交换角色实践练习。				
实践心得体会					
反思与改进					
教师评价					

技能 23
下肢矫形器的选择与应用（FJ-23）

【技能目标】

知识目标

（1）掌握下肢矫形器装配的基本要求。

（2）熟悉下肢矫形器的临床应用。

（3）了解下肢矫形器的种类和材料。

能力目标

（1）掌握常见下肢矫形器的临床应用。

（2）能根据患者的实际情况选择合适的下肢矫形器。

（3）能根据患者的实际情况对下肢矫形器进行适配及对线。

素质目标

（1）通过根据患者情况进行下肢矫形器的适配，培养学生分析问题、解决问题的能力。

（2）通过下肢矫形器的适配、调节等操作，培养学生的动手实践能力。

（3）通过为患者适配下肢矫形器，培养学生关爱患者、体谅患者的品质。

【相关知识】

一、认识下肢矫形器

从功能角度看，下肢矫形器分为足矫形器（foot orthosis，FO）、踝 - 足矫形器（ankle-foot orthosis，AFO）、膝矫形器（knee orthosis，KO）、膝 - 踝 - 足矫形器（knee-ankle-foot orthosis，KAFO）、髋 - 膝 - 踝 - 足矫形器（hip-knee-ankle- foot orthosis，HKAFO）；从材料角度看，下肢矫形器分为金属下肢矫形器、塑料下肢矫形器、碳纤维下肢矫形器。

1. 足矫形器

足矫形器（图 6-23-1，图 6-23-2）可以达到以下作用：①控制和稳定踝关节。②保持足部骨骼的静态力线，改善足底力量分布。③防止足畸形发生或减轻畸形的程度。④矫正足的姿势。⑤改善随意运动的控制。⑥改善步态。⑦保持手术矫正的效果。

适应证：足底各部位负荷能力与实际承受负荷比例失调。

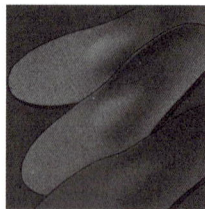

图 6-23-1　矫形鞋垫

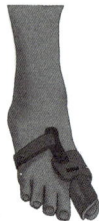

图 6-23-2　拇外翻矫形器

2. 踝 - 足矫形器

踝 - 足矫形器形式多种多样（图 6-23-3—图 6-23-5），装配时必须遵循同一原则，即将足骨保持在正确的解剖位置，防止出现压点，保证矫形器的功能。根据运动形态，AFO 分为静态 AFO、动态 AFO。

踝 - 足矫形器可以达到以下作用：①限制足下垂，稳定距上关节。②矫正足内翻或足外翻，稳定距下关节。③增强负重能力，辅助站立，增强站立的稳定性。④对胫骨远端及足部进行免荷。⑤改善步态。

适应证：各类神经系统疾病造成的足下垂、足外翻、足内翻、马蹄足等。

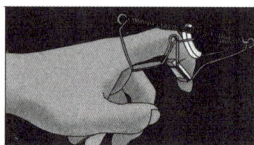

图 6-23-3　静态 AFO

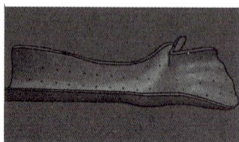

图 6-23-4　动态 AFO

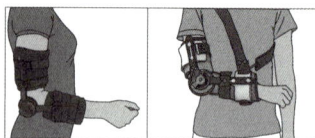

图 6-23-5　免荷 AFO

3. 膝矫形器

常见膝矫形器如图 6-23-6—图 6-23-8 所示。

适应证：膝关节损伤或骨折，膝关节畸形等。

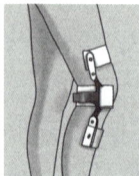

图 6-23-6　膝反屈矫形器

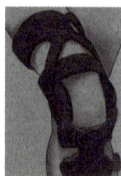

图 6-23-7　前进型膝矫形器

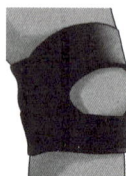

图 6-23-8　髌骨脱位用矫形器

4. 膝 - 踝 - 足矫形器

膝 - 踝 - 足矫形器（图 6-23-9—图 6-23-12）可以达到以下作用：①增强下肢站立、行走的稳定性，稳定膝关节，限制膝关节的异常活动。②稳定胫骨中上段骨折。③矫正下肢的非正常力线，矫正"O"形腿、"X"形腿。

适应证：各类神经、肌肉、代谢性疾病造成的下肢瘫痪、骨折、"O"形腿、"X"形腿。

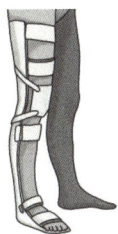

图 6-23-9　标准 KAFO　　图 6-23-10　膝外翻用 KAFO　　图 6-23-11　膝内翻用 KAFO　　图 6-23-12　免荷 KAFO

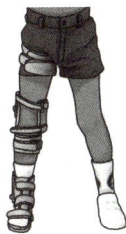

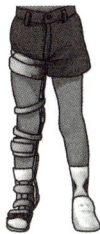

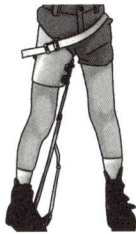

5. 髋 - 膝 - 踝 - 足矫形器

髋 - 膝 - 踝 - 足矫形器（图 6-23-13—图 6-23-15）可以达到以下作用：①增强下肢站立、行走的稳定性，稳定髋关节和膝关节，限制髋关节和膝关节的活动。②稳定股骨中段、股骨头、股骨颈骨折。③矫正下肢的非正常力线。

适应证：各类神经、肌肉、代谢性疾病造成的下肢瘫痪、骨折。

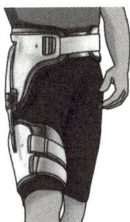

图 6-23-13　髋关节矫形器　　图 6-23-14　髋外展矫形器　　图 6-23-15　标准 HKAFO

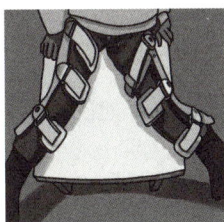

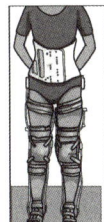

二、下肢矫形器的适配

下肢矫形器是用于整体或部分下肢的矫形器。下肢矫形器是使用最早、最广泛的矫形器，主要作用是通过限制关节、肢体的异常活动范围，稳定关节，减轻患肢疼痛或恢复其承重功能。下肢矫形器的适配应以舒适度与承重性为前提，符合生物力学分析原理，根据患肢的承重与运动性状况，确定矫形器各部分结构的空间姿态，使患者穿戴矫形器后下肢力线得到改善，实现直立和行走。

1. 下肢矫形器对线

下肢矫形器对线如表 6-23-1 所示。

表 6-23-1　下肢矫形器对线

序号	具体做法		完成情况	备注
1	定位矫形器关节轴	（1）定位髋关节轴		
		（2）定位膝关节轴		
		（3）定位踝关节轴		
		（4）各轴之间相互关系		
2	确定矫形器关节对线角度	（1）膝关节对线角度		
		（2）踝关节对线角度		

注：（1）定位髋关节轴：将矫形器髋关节轴定位在人体髋横轴的位置，并与水平面平行，与行进方向垂直。

（2）定位膝关节轴：矫形器膝关节轴定位在人体股骨髁部，并与水平面平行，与行进方向垂直。

（3）定位踝关节轴：①冠状面内与地面平行；②矢状面内，踝关节轴通过人体踝部前后的中点；③冠状面内与人体内踝下端或外踝中心点等高。

（4）矫形器关节轴相互关系：双侧关节应该同轴。

2. 适配与治疗

（1）偏瘫患者选用踝 - 足矫形器。

脑卒中患者偏瘫后，不仅可能出现肌力、肌张力的异常，还可能出现感觉系统的异常，表现为痛觉、触觉、本体感觉等减退，左右侧身体感觉输入异常。在恢复期，AFO 可以使踝关节相对固定，矫正足内翻、下垂，提高患足摆动相移动能力及支撑相的稳定性。

在步行支撑初期，正常人以足跟着地，而偏瘫患者因腓肠肌的早期活动和胫骨前肌的协同收缩造成的足跖屈和内翻，往往前足掌或足外侧缘先着地，造成负重面不稳定，正常足跟着地的滚动消失，步态变得间断而不平滑。穿戴 AFO 可矫正足下垂或尖足内翻，使患足在步行支撑初期变成足跟着地，改善着地的稳定性，身体重心可在健侧与患侧间顺利过渡。

在步行支撑中期，正常人的踝关节从跖屈约15°转为背屈约10°，身体重心从足跟移至前足；而偏瘫患者会加快健侧肢体摆动速度，尽量缩短患侧肢体支撑时间，但因足跖屈、内翻，踝关节无法从跖屈位变到背屈位，故患者不能将重心从足跟移至前足，致使支撑不稳。穿戴 AFO 可改善踝关节背屈功能，抑制下肢伸肌过度活动，防止膝反张出现。

在步行支撑后期，正常人表现为踝关节背屈，促使小腿三头肌收缩，足跖屈，推动人体向前；而偏瘫患者因足下垂、踝关节痉挛仍保持踝跖屈、全足或前足着地，不能形成足跟离地。穿戴 AFO 可使踝关节保持在背屈稳定位置，增加向前步行的推进力。

在摆动期，正常人的踝关节处于中立位；但偏瘫患者的踝关节因背屈力量不足处于跖屈位，无法使足"擦地"而过，代之以"拖拽"的形式，即摆动末期以踝关节跖屈和膝关节屈曲姿势着地。穿戴 AFO 可使踝关节在摆动期处于中立位或背屈位，保证足趾廓清，在摆动后期膝关节伸展时使踝关节保持在背屈位，抑制下肢伸肌过度活动和尖足内翻畸形。穿戴 AFO 使患者步行更加接近正常人的步行模式，并提高其步行速度。康复训练中使用 AFO 有利于偏瘫患者维持正常的姿势，获得正常的运动模式。

（2）偏瘫患者选用膝 - 踝 - 足矫形器。

KAFO 适用于重度偏瘫、重度深感觉障碍、空间失认、髋和膝关节支持力低下、关节变形或挛缩等情况。从下肢矫形器疗法的治疗早期开始使用 KAFO，可使患者早期离床站立，促进阳性支持反应，刺激本体感受器，重建平衡反应机制。使用 KAFO 时，膝关节被保持在轻度屈曲15°~25° 位置上，可促进患下肢的负重，刺激并诱发股四头肌肉的收缩活动。

站立训练中使用KAFO可防止健侧下肢肌肉的废用性萎缩，防止关节畸形和肌肉挛缩，改善心肺功能，提高患者的自信心。

三、下肢矫形器的评估

下肢矫形器的总体评估要求包括穿脱容易，站立稳定舒适，腿长合适，坐下时舒适，步行能力提高，下肢整体功能改善，外观满意，加工质量合格。

1. 下肢矫形器本体质量评估

下肢矫形器本体质量评估如表6-23-2所示。

表6-23-2　下肢矫形器本体质量评估

序号	评估内容	完成情况
1	下肢矫形器结构形式是否符合设计要求	
2	下肢矫形器是否有足够的强度与韧性	
3	下肢矫形器各部件之间的连接固定是否牢固	
4	下肢矫形器内、外两侧的关节是否同轴	
5	无阻尼的下肢矫形器关节活动是否有阻力	
6	活动范围是否符合要求	
7	下肢矫形器内面是否光滑	
8	衬垫是否合适	

2. 下肢矫形器适合性评估

下肢矫形器适合性评估如表6-23-3和表6-23-4所示。

表6-23-3　下肢矫形器适合性评估

状态	序号	检测项	实际情况
穿	1	下肢矫形器是否符合处方要求	
	2	穿戴下肢矫形器的方法是否复杂	
站	3	站立是否稳定	
	4	鞋的肥瘦、长短是否合适	
	5	鞋底能否平放触地	
	6	下肢矫形器的关节轴心位置是否合适	
	7	足托、鞋垫是否合适	
	8	鞋和足托的前部有无前翘	
	9	下肢矫形器与腿的轮廓是否相符	
	10	下肢矫形器两侧金属支条与腿之间的间隙是否均匀	
	11	儿童下肢矫形器的金属支条是否可以延长	
	12	下肢矫形器是否压迫腓总神经	
	13	下肢矫形器是否压迫身体局部造成不适	
	14	踝内外翻矫正	
	15	膝内外翻矫正	
	16	膝压垫	

续表

状态	序号	检测项	实际情况
站	17	膝关节锁是否可靠	
	18	下肢矫形器两侧支条的位置、长度是否合适	
坐	19	髋关节锁是否可靠，打开是否容易	
	20	膝矫形器的悬吊功能是否完好	
	21	屈膝坐下时有无不适感	
	22	坐下时鞋底能否平放触地	
	23	能否下蹲	
行	24	步态是否异常	
	25	下肢矫形器有无明显位移	
	26	下肢矫形器有无脱落的趋势或现象	
	27	下肢矫形器有无压迫或不适	
	28	下肢矫形器有无特殊响声	
脱去下肢矫形器	29	肢体有无明显的压痕或红肿	
	30	患者对下肢矫形器重量、功能、舒适度的满意程度	
	31	患者对下肢矫形器外观、质量的满意程度	
	32	患者的其他意见	

表 6-23-4　步行能力评估

序号	内容	具体方法	体现参数
1	最大步行速度评估	以最大速度前行	测定速度
2	能耗评估	在同等距离和速度下，患者消耗的能量	患者耗能
3	运动学和动力学评估	利用步态分析系统	测定重心移动、关节活动角度、三维受力情况，进行客观评估

【技能导入】

王某，患有小儿麻痹后遗症，表现为右下肢麻痹。检查关节活动情况：髋关节和膝关节被动活动范围正常；踝关节呈外翻畸形状态，仅有少量跖屈和背屈活动。检查肌力情况：髋关节肌力正常；膝关节屈肌肌力 3 级，伸肌肌力 3 级。请为王某适配下肢矫形器，帮助他进行康复训练。

【技能分析】

一、主要健康问题

小儿麻痹后遗症，右下肢麻痹。髋关节被动活动范围正常，肌力正常；膝关节被动活动范围正常，屈肌肌力 3 级，伸肌肌力 3 级；踝关节呈外翻畸形状态，仅有少量跖屈和背屈活动。

二、制订方案

患者髋关节被动活动范围正常、肌力正常，而膝关节屈肌肌力为 3 级，踝关节呈外翻畸形状态，应为其配备膝 - 踝 - 足矫形器，以稳定膝关节，矫正踝关节外翻。

三、训练目标

经过训练治疗，患者可以依靠下肢矫形器进行简单的活动，踝关节外翻有所矫正。

【技能实施】

一、操作流程

操作流程如图 6-23-16 所示。

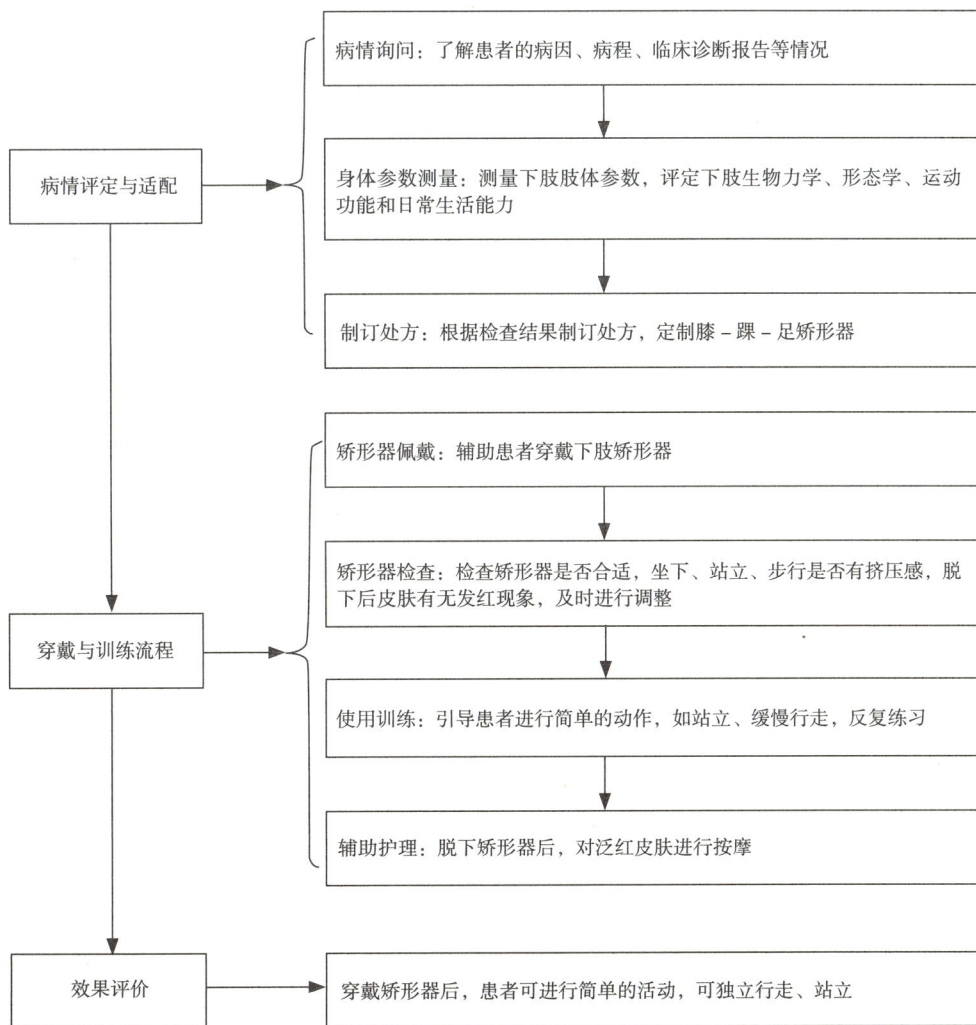

```
病情评定与适配 ──┬── 病情询问：了解患者的病因、病程、临床诊断报告等情况
                │
                ├── 身体参数测量：测量下肢肢体参数，评定下肢生物力学、形态学、运动
                │   功能和日常生活能力
                │
                └── 制订处方：根据检查结果制订处方，定制膝 – 踝 – 足矫形器

穿戴与训练流程 ──┬── 矫形器佩戴：辅助患者穿戴下肢矫形器
                │
                ├── 矫形器检查：检查矫形器是否合适，坐下、站立、步行是否有挤压感，脱
                │   下后皮肤有无发红现象，及时进行调整
                │
                ├── 使用训练：引导患者进行简单的动作，如站立、缓慢行走，反复练习
                │
                └── 辅助护理：脱下矫形器后，对泛红皮肤进行按摩

效果评价 ────── 穿戴矫形器后，患者可进行简单的活动，可独立行走、站立
```

图 6-23-16　操作流程

二、操作注意事项

（1）下肢矫形器适配前，应充分了解患者的基本情况。

（2）使用初期应有人协助，反复训练患者使用矫形器，并强调矫形器的使用方法和注意事项。

（3）注意与患者及其家属沟通交流的方式，鼓励患者进行康复训练。

【实践思考】

（1）矫形器关节部位不灵活，应该如何处理？

（2）如果穿戴过程中发现患者不愿意配合或情绪低落，你应该怎么做？

【技能工单】

技能名称	下肢矫形器的选择与应用	学时		培训对象	
学生姓名		联系电话		操作成绩	
操作设备		操作时间		操作地点	
技能目的	1. 选择合适的下肢矫形器。 2. 针对患者情况提出有效解决方案。 3. 能正确进行矫形器对线。 4. 能正确指导患者使用下肢矫形器。 5. 具备分析问题、解决问题的能力。				
技能实施	病情分析				
	下肢矫形器的选择				
	参数测量				
	对线与角度调节				
	下肢矫形器的穿戴与调节				
	效果评估				
	学习体会				
教师评价					

【活页笔记】

技能名称	下肢矫形器 的选择与应用	姓名		学号	
实践要求	结合技能实施流程，开展实践练习。3 人进行下肢矫形器适配的模拟操作，1 人扮演者，1 人扮演患者家属，1 人进行模拟操作。完成后再交换角色实践练习。				
实践心得体会					
反思与改进					
教师评价					

技能 24
足矫形器的选择与应用（FJ-24）

【技能目标】

知识目标

（1）掌握足部矫形的临床适应证。

（2）了解足矫形器的类别。

能力目标

（1）掌握常见足矫形器的临床应用。

（2）能根据患者的实际情况选择合适的足矫形器。

素质目标

（1）通过根据患者情况进行足矫形器的适配，培养学生分析问题、解决问题的能力。

（2）通过足矫形器的适配、调节等操作，培养学生的动手实践能力。

（3）通过为患者适配足矫形器，培养学生关爱患者、体谅患者的品质。

【相关知识】

一、认识足矫形器

足是人体离心脏最远的血液循环末端，有着特殊的组织结构，是人体生命活动重要的组织结构。足部患病会影响机体血液循环和机体代谢，因此刺激双足、活动双足并保证双足气血畅通有着极为重要的作用。

足矫形器是治疗下肢和足部疾病的矫形鞋、矫形鞋垫、矫形足托（踝 - 足矫形器）等矫形器的总称。足矫形器具有预防或矫正畸形、减轻疼痛、代偿丧失的关节功能等作用。

1. 矫形鞋

矫形鞋是指按照特殊鞋楦制作的适合特定患者足部的鞋，如图 6-24-1 所示。

矫形鞋可以达到以下作用：①改善站立、步行时足部的平衡状态（如变形的支撑或顺应），矫正石膏及术后肢位，矫正腿长不一。②对过度压迫处进行免荷，对疼痛或不稳定关节的运动加以限制，改变并分散承重部位，消除压力集中。

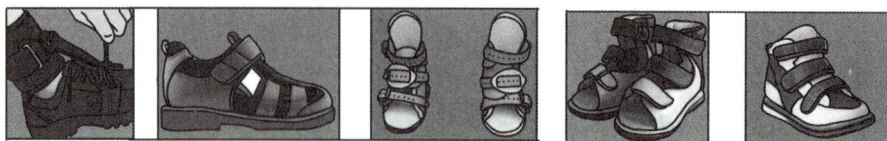

图 6-24-1　矫形鞋

2. 矫形鞋垫

矫形鞋垫是指放入鞋内的矫形器，一般由塑料、金属、皮革等材料制成，如图 6-24-2 所示。

矫形鞋垫可以达到以下作用：①矫正足部畸形，防止畸形进一步发展；②对过度承重的足底部位进行免荷。

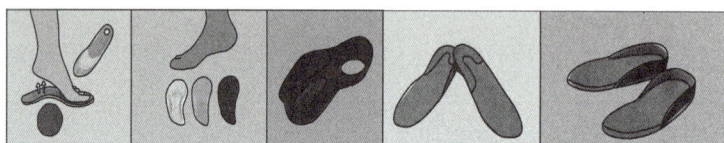

图 6-24-2　矫形鞋垫

3. 分趾垫

分趾垫具有稳定拇趾关节的作用，使拇趾力线保持在正常的外翻角度，即 7°~12°，防止拇趾外翻进一步加重，防止第二足趾叠加于拇趾之上，如图 6-24-3 所示。

适应证：拇外翻，拇趾畸形，足趾重叠。

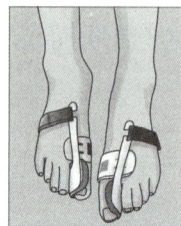

图 6-24-3　分趾垫

4. 足跟垫

足跟垫能够为足跟部提供优良的减震作用，并且可以单独使用补偿腿长不均衡，还可以减轻跟骨和脚踝的负担，如图 6-24-4 所示。

适应证：足底、足跟部软组织损伤，骨刺，韧带损伤，跟骨压痛，疲劳性足跟病。

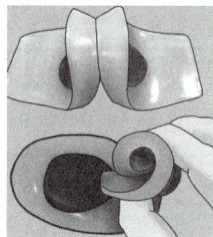

图 6-24-4　足跟垫

5. 骨刺垫

骨刺垫是一种软软的硅胶垫，可减轻足跟部疼痛，如图 6-24-5 所示。常见的骨刺垫有两种，一种是放置于足跟下的硅胶垫；另一种是放置于足跟下但足跟部中间掏空的硅胶垫。

适应证：足跟骨刺，跟骨压痛，脚垫所致疼痛。

6. 拇外翻矫正带

拇外翻矫正带可矫正或限制拇趾畸形发展，防止畸形加重，如图 6-24-6 所示。

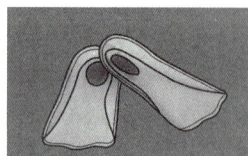

图 6-24-5　骨刺垫

适应证：拇外翻，足趾变形。

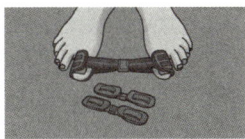

图 6-24-6 拇外翻矫正带

7. 糖尿病足鞋垫

糖尿病足鞋垫是指适合糖尿病患者的鞋垫，能够减轻患者足部的压力，如图 6-24-7 所示。

适应证：伴有肥胖、扁平足、高弓足、后跟骨刺、足底筋膜炎、脚气、脚臭等症状的糖尿患者。

8. 跖骨垫

跖骨垫（图 6-24-8）适用于跖骨痛症状，其主要表现为前足横弓劳损或压力过大造成持续性的前足底部疼痛。

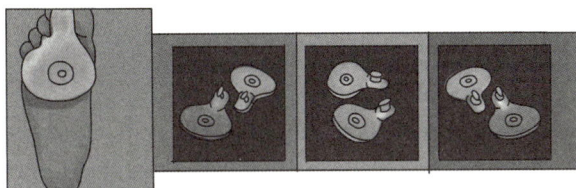

图 6-24-7 糖尿病足鞋垫

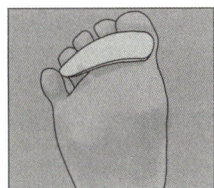

图 6-24-8 跖骨垫

9. 足趾矫形垫

足趾矫形垫（图 6-24-9）能够通过收紧弹性绑带将足趾屈曲畸形固定至正常位置，允许跖趾关节进行屈伸活动，防止足趾僵直，还可以在足趾畸形术后的康复期起到辅助治疗的作用。

10. 横弓垫

横弓垫（图 6-24-10）适用于横弓塌陷、跖骨痛、前足痛，可分散横弓压力，改变横弓受力分布，矫正双足受力不均，缓解疼痛。

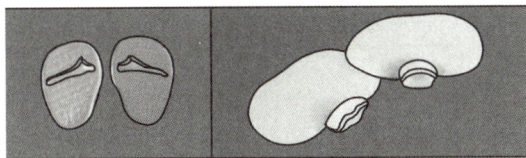

图 6-24-9 足趾矫形垫

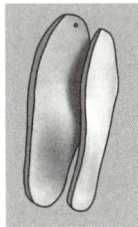

图 6-24-10 横弓垫

11. 矫形足托

矫形足托（踝 - 足矫形器）（图 6-24-11）适用于踝关节不稳定、踝足部骨折或损伤、中等程度以上的外翻足或内翻足、膝关节轻度麻痹、足下垂、马蹄内翻足等。

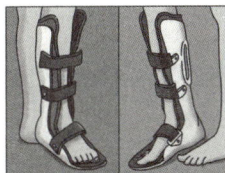

图 6-24-11 矫形足托

二、足矫形器的适配

足矫形器的适配如表 6-24-1 所示。

表 6-24-1　足矫形器的适配

序号	类型	简图	适用情况	备注
1	地面反射型		足踝关节过度背屈造成的屈膝走路； 一般走路及站立训练疗程	维持正常的步姿
2	活动关节地面反射型		足踝关节过度背屈造成的屈膝走路； 一般走路及站立训练疗程	活动关节使足踝能自由背伸
3	加强足踝背屈/背伸限制型		足踝关节过度背屈造成的屈膝走路	足部全包踝式设计，有效控制足部形态；适合发展较成熟、较大的足部
4	足踝背伸限制/背屈活动型		控制足尖走路及重度膝后伸； 一般走路及站立训练初期	限制足踝背伸活动，允许背屈活动；适合较小的足部
5	足踝关节自由活动型		控制中度足尖走路及轻度膝后伸	组合式设计，允许足踝有限背伸、自由背屈
6	足踝背伸限制/背屈活动型		控制中度足尖走路及轻度膝后伸	组合式设计，允许足踝有限背伸、自由背屈；适合需要经常行走的人士
7	辅助足踝背屈型		足部形态正常但足踝背屈能力较弱	弹性设计，在步态中足部处于摇摆状态时帮助稳定足踝关节
8	可调校拉力型		肌张力高造成的足踝关节受限制	容易调校式设计，增强足踝关节的背屈能力
9	静止式		无法走路，站立或移动时需要支撑	帮助稳定足踝关节形态，内层软垫提升舒适感
10	足踝关节包裹式		控制中度足尖走路及轻度膝后伸； 儿童站立及走路训练初期	组合式设计，允许足踝有限背伸、自由背屈

【技能导入】

小美，刚出生 13 天，诊断为双侧先天性马蹄足内翻。据孩子父母描述，在 24 周产检时发现了双足内翻畸形，现在出生 13 天可看到明显的双侧马蹄足内翻畸形，双踝背伸受限。请为小美适配足矫形器，矫正其马蹄足内翻畸形。

【技能分析】

一、主要健康问题

双侧先天性马蹄足内翻，双踝背伸受限。

二、制订方案

根据小美的症状，可推荐其父母选择踝 - 足矫形器，通过稳定踝关节来矫正足部内翻，并加以适当的按摩。

三、训练目标

经过训练治疗，小美的双侧马蹄足内翻畸形得到明显改善。

【技能实施】

一、操作流程

操作流程如图 6-24-12 所示。

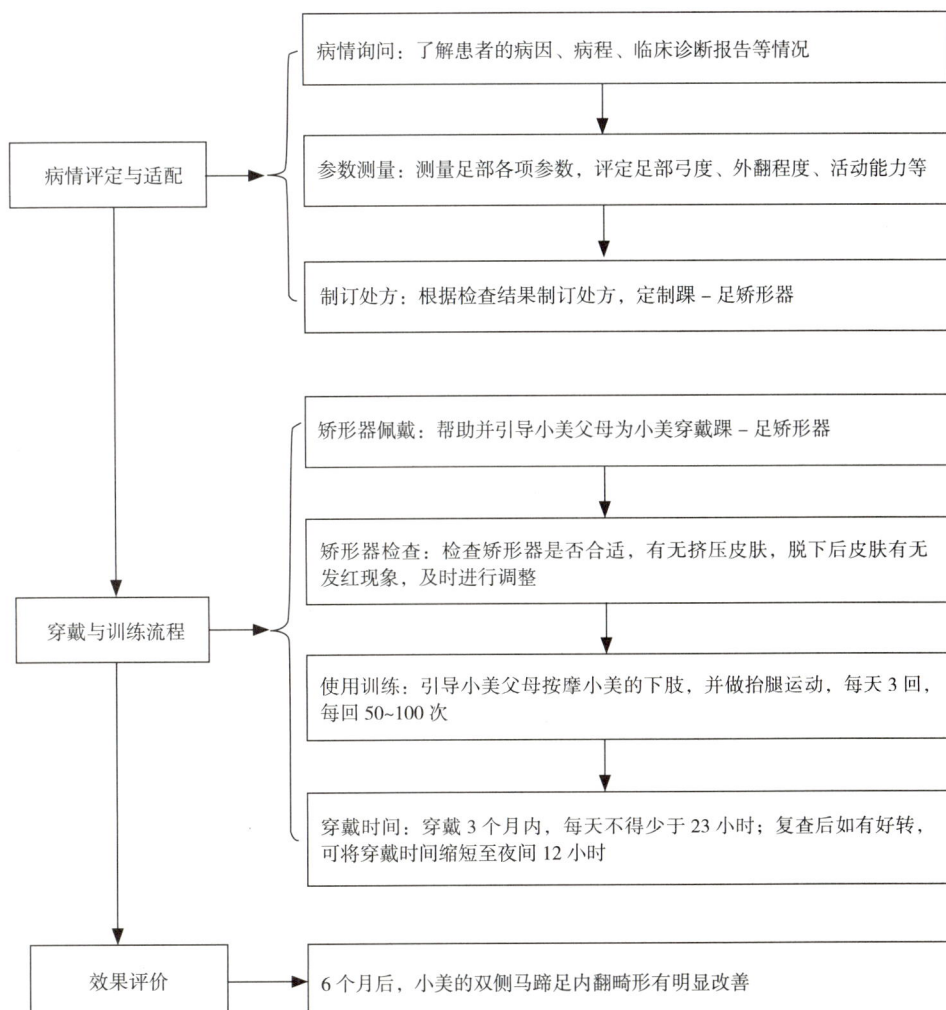

图 6-24-12　操作流程

二、注意事项

（1）穿戴初期，动作要轻缓，以防患者出现疼痛或不适。

（2）指导患者进行训练时，要嘱咐其循序渐进并持之以恒。

（3）穿戴过程中如有不适，应及时调整矫形器。

【实践思考】

（1）穿戴足矫形器时，如出现局部红肿，应该如何护理？

（2）探讨更多病例，掌握不同类型足矫形器的适应证。

【技能工单】

技能名称	足矫形器 的选择与应用	学时		培训对象	
学生姓名		联系电话		操作成绩	
操作设备		操作时间		操作地点	
技能目的	1. 掌握足矫形器的种类及特点。 2. 根据患者需求，为其适配足矫形器。 3. 能正确使用各类足矫形器。 4. 能正确指导患者使用足矫形器。				
技能实施	辅助器具处方				
	示范实践				
	学习体会				
教师评价					

【活页笔记】

技能名称	足矫形器 的选择与应用	姓名		学号	
实践要求	结合技能实施流程，开展实践练习。3人进行足矫形器适配的模拟操作，1人扮演患者，1人扮演患者家属，1人进行模拟操作。完成后再交换角色实践练习。				
实践心得体会					
反思与改进					
教师评价					

技能 25
假肢的选择与应用（FJ-25）

【技能目标】

知识目标

（1）掌握各种假肢的使用特点。

（2）熟悉假肢的适配和使用。

（3）了解假肢的种类和材质。

能力目标

（1）能根据患者的实际情况选择合适的假肢。

（2）能根据患者的实际情况对假肢进行尺寸调节。

（3）掌握假肢的使用方法，并对患者进行指导。

素质目标

（1）通过根据患者情况进行假肢的适配，培养学生分析问题、解决问题的能力。

（2）通过尺寸测量、调节等训练，培养学生的动手实践能力。

（3）通过对患者进行使用方法指导，培养学生尊重残疾人、热情友善的品质。

【相关知识】

一、假肢制造材料

目前，常用的假肢制造材料包括金属、塑料、皮革和硅胶等。

1. 金属

用于假肢制造的金属材料包括铝合金、铜、铜合金、铅、钛合金等，如图 6-25-1 所示。

铝合金：在矫形技术领域常用于制成矫形器的关节铰链、支条，假肢的关节体、连接管等。

铜和铜合金：在矫形技术领域常用于制成铆钉、假肢和矫形器关节中的轴套。

铅：在矫形技术领域，铅主要是与锡制成合金作焊料。

钛合金：在矫形技术领域常用于制成高档假肢的关节和连接部件。

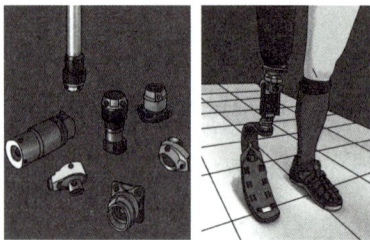
图 6-25-1 金属假肢

2. 塑料

用于假肢制造的塑料材料包括聚乙烯、聚丙烯、聚甲基丙烯酸甲酯、聚乙烯醇和聚氨酯等，如图 6-25-2 所示。

聚乙烯（polyethylene，PE）：常用于制作各种矫形器的聚乙烯板材。

聚丙烯（polypropylene，PP）：常用于制作矫形器和假肢接受腔。

聚甲基丙烯酸甲酯（polymethylmethacrylate，PMMA）：在矫形技术领域常用于做假牙、假眼；也可同玻璃纤维等增强材料一起，用于制作假肢接受腔。

聚乙烯醇（polyvinylalcohol，PVA）：在矫形技术领域主要用于制作树脂成型所用的隔离薄膜。

聚氨酯（polyurethane，PU）：在矫形技术领域，软性聚氨酯材料可用于制作假肢，硬质聚氨酯泡沫塑料普遍用于假肢的装配对线。

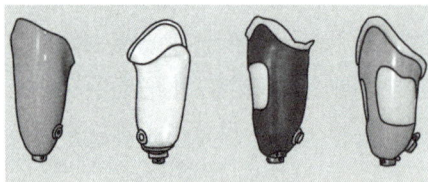
图 6-25-2 塑料假肢

3. 皮革

皮革具有材质天然、色泽华美、手感丰满、透气性良好、透水性良好、耐久性良好等特点。

用于假肢制造的皮革应满足以下条件：①对皮肤无刺激，且透水、透气性好。②具有足够的强度。③易于清洁。

皮革常用于制作假肢接受腔、受力皮带、足垫、内衬层等，如图 6-25-3 所示。

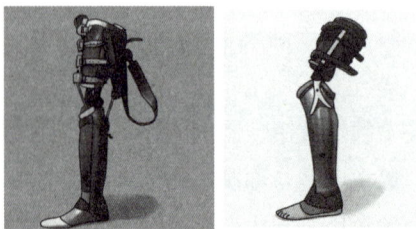
图 6-25-3 皮革假肢

4.硅胶

硅胶假肢适用于手部残缺者、多指残缺者，如图 6-25-4 所示。

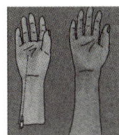　　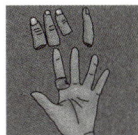

（a）硅胶手套　　　　　　　（b）硅胶手指

图 6-25-4　硅胶假肢

二、假肢分类

假肢有多种分类方法，以下为几种常用的分类方法：①按使用时间分：临时假肢和正式假肢。②按用途分：装饰性假肢和功能性假肢。③按制造水平分：传统假肢和现代假肢。④按截肢部位分：上肢假肢和下肢假肢。

下面介绍几种常见的假肢。

1.装饰性上肢假肢

装饰性上肢假肢（图 6-25-5）不具备辅助生活和工作的功能，主要作用是弥补上肢外观和维持肢体平衡。适用于上臂高位截肢、肩关节离断、肩胛带离断者。

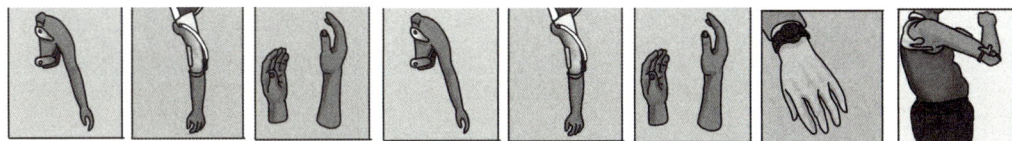

图 6-25-5　装饰性上肢假肢

2.牵引式机械假手

牵引式机械假手（图 6-25-6），又称"机动假手"或"机械假手"，是人手的一种替代物。操作原理是靠使用者自身残肢和健肢的协调动作，带动牵引索，操纵假手张开或握住，实现抓握提取物件的动作。适用于前臂或上臂残缺者。牵引式机械假手构造简单，性能可靠，便于掌握，使用方便，价格较低，在国内应用较普遍。

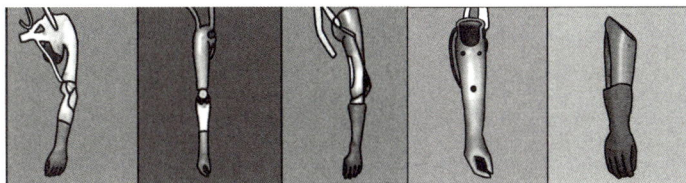

图 6-25-6　牵引式机械假手

3.肌电上肢假肢

肌电上肢假肢（图 6-25-7）是一种由大脑神经直接支配的外动力型假肢，是精密机械、微电子技术、材料科学和生理医学等现代高科学技术的产物。操作原理是大脑产生的运动神经信号使残存的肌肉收缩，产生肌电信号并传达到皮肤表面，假肢的控制系统接收信号后驱动微型电动机产生动作。肌电上肢假肢一般可以完成手指伸屈、手腕伸屈、手腕内外旋转三组动作，使用时直感性强，仿生效果好，适用于前臂部分缺损者。

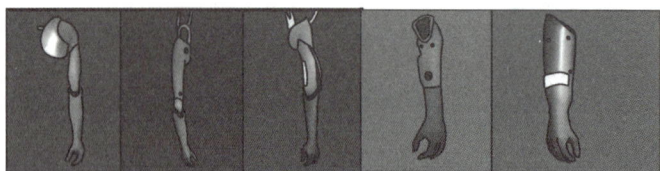

图 6-25-7　肌电上肢假肢

4. 足踝部假肢

足踝部假肢（图 6-25-8）适用于足踝部截肢者。

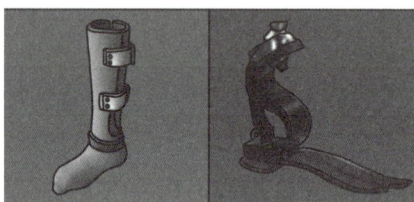

图 6-25-8　足踝部假肢

5. 大腿假肢

大腿假肢（图 6-25-9）适用于大腿部位截肢者。

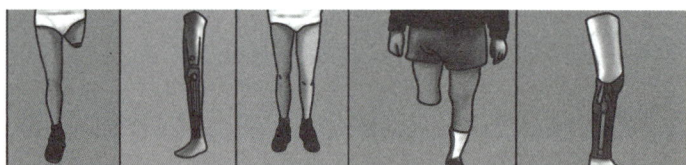

图 6-25-9　大腿假肢

6. 小腿假肢

小腿假肢（图 6-25-10）适用于小腿部位截肢者。

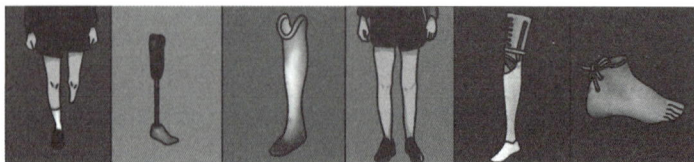

图 6-25-10　小腿假肢

三、假肢装配流程及注意事项

肢体残疾人需要接受全面康复（又称"综合性康复"）治疗，以恢复失去的肢体功能，重新回归家庭、社会。

1. 假肢的选择原则

假肢种类繁多（图6-25-11），选择原则如下：①检查为先。②具体问题具体分析。③以功能为主。④注重性价比。⑤便于维修。

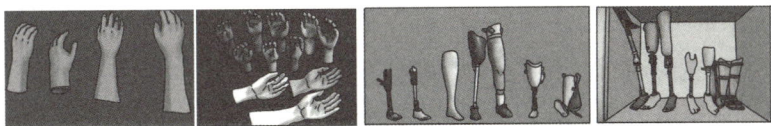

图 6-25-11 各种类型的假肢

2. 假肢适配

假肢适配如图6-25-12所示。

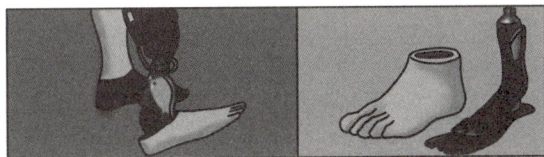

图 6-25-12 假肢适配

3. 假肢装配前的准备工作

假肢装配（图6-25-13）前的准备工作如下：①心理上的鼓励。②保持正确的残肢位置。③促进残肢定型。④学会保持残肢卫生和假肢卫生。⑤做好恢复体力的全身性训练。⑥做好残肢训练。⑦装配前必要的保守治疗、手术治疗。

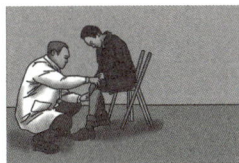

图 6-25-13 假肢装配

4. 假肢装配后的穿戴和使用训练

假肢装配后的穿戴和使用训练如图6-25-14所示。

5. 假肢装配的三大误区

（1）截肢1年后才能安装假肢。

（2）一个假肢能用一辈子。

（3）假肢越贵，使用效果越好。

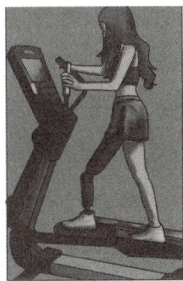

图 6-25-14 使用训练

四、假肢装配后的康复训练

下面以下肢假肢为例，介绍假肢装配后的康复训练。

1. 穿戴假肢

现代假肢的设计要求穿戴及脱卸应尽可能简单，如图6-25-15所示。穿戴假肢时，首先在残端套上一层或多层袜套，袜套可以纵向伸展，使残肢末端软体部分在穿戴时不会向下滑

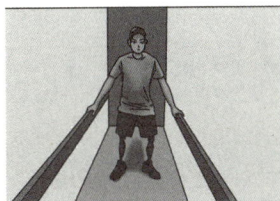

图 6-25-15 穿戴假肢

脱；然后穿软假体，须与残端（包括其末端）全面接触；接着在软假体上再穿一层袜套，这层袜套与外体之间的滑动面可通过使用粉剂来改善；最后套上假肢，过程与穿滑行鞋或马靴相同，在此过程中须用手拉住所有袜套。

2. 站立平衡训练

一般在平行杠内练习站立平衡，先训练双下肢站立平衡，从双手扶杠站立到不用手扶杠站立，再进行三级站立平衡训练，然后练习单腿站立平衡，如图 6-25-16 所示。

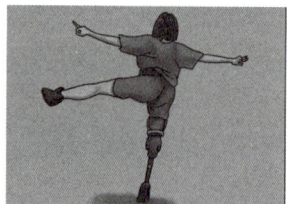
图 6-25-16　站立平衡训练

3. 迈步训练

可在平行杠内练习迈步，先将健肢后退半步，使健肢完全负重，将身体重心转移到假肢，伸腰迈出假肢，步幅尽量大一些，再提起假肢跟部，使足尖负重，屈曲假肢膝关节，借助身体冲力使假肢向前，练习单向跨步（有助于接近或离开轮椅）和后退，如图 6-25-17 所示。

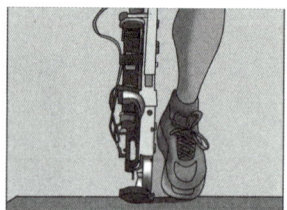
图 6-25-17　迈步训练

4. 步行训练

可在平行杠外用拐杖练习行走，注意健肢步幅不应缩小，腰部应伸直，残肢应向正前方迈出，如图 6-25-18 所示。在假肢站立期，应使骨盆在假肢上方水平移动，注意保持骨盆水平状态。

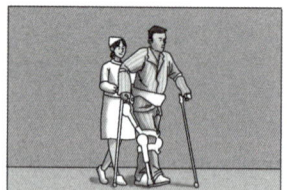
图 6-25-18　步行训练

5. 斜坡训练

斜坡训练包括越过障碍物、倒地后再站立等，如图 6-25-19 所示。一般膝下截肢者需要训练 12~15 次；膝上截肢者需要训练 18~22 次，每天 1 次，年长者可调整为每周 3 次；双膝截肢者需要训练 6~8 周。

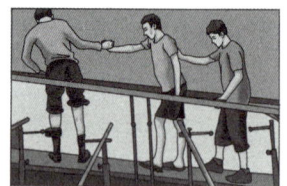
图 6-25-19　斜坡训练

【技能导入】

吴女士，41 岁，因车祸导致左大腿伤残截肢，大腿残肢长度为 30 cm，右腿活动正常，无明显受限。请为吴女士适配假肢，并指导其进行使用训练。

【技能分析】

一、主要健康问题

吴女士左大腿截肢，大腿残肢长度为 30 cm，右腿活动正常。

二、制订方案

根据吴女士的情况，可推荐其选择大腿假肢。

三、训练目标

经过训练治疗，吴女士基本恢复正常生活。

【技能实施】

一、操作流程

操作流程如图 6-25-20 所示。

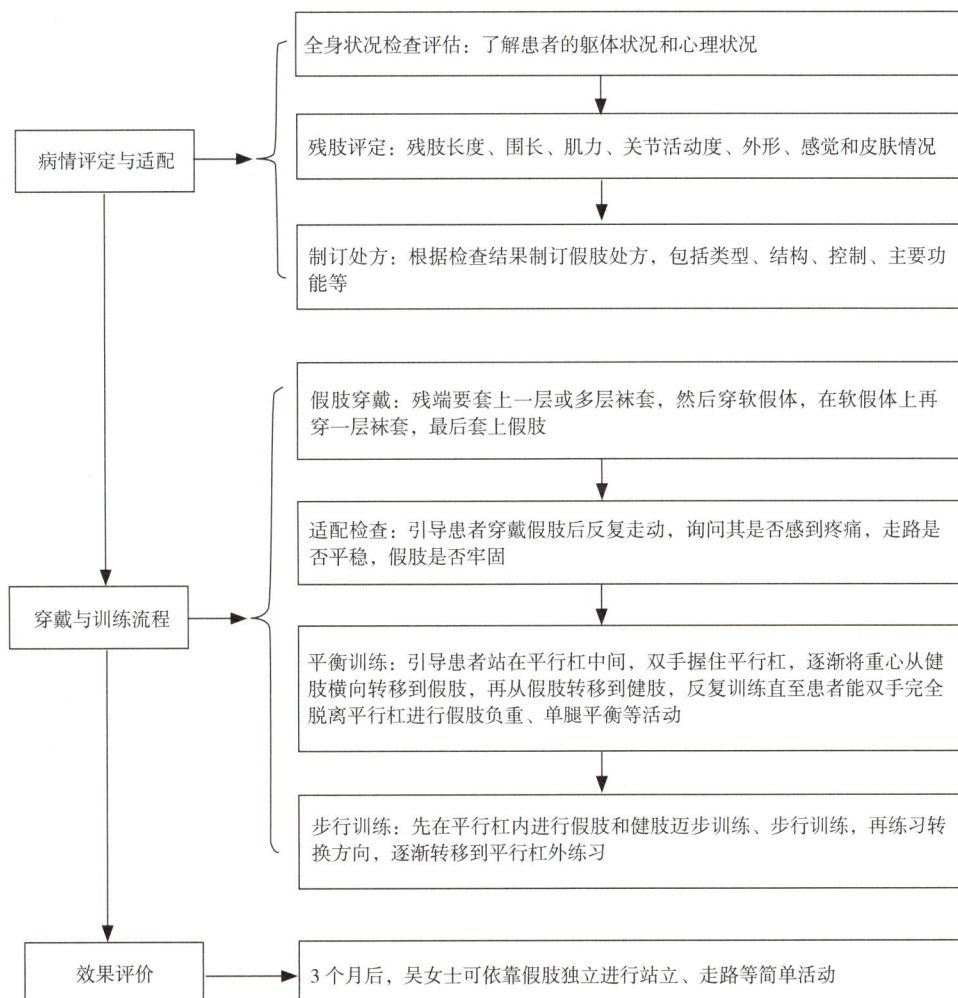

```
病情评定与适配 ──→  全身状况检查评估：了解患者的躯体状况和心理状况
                          ↓
                    残肢评定：残肢长度、围长、肌力、关节活动度、外形、感觉和皮肤情况
                          ↓
                    制订处方：根据检查结果制订假肢处方，包括类型、结构、控制、主要功能等

穿戴与训练流程 ──→  假肢穿戴：残端要套上一层或多层袜套，然后穿软假体，在软假体上再穿一层袜套，最后套上假肢
                          ↓
                    适配检查：引导患者穿戴假肢后反复走动，询问其是否感到疼痛，走路是否平稳，假肢是否牢固
                          ↓
                    平衡训练：引导患者站在平行杠中间，双手握住平行杠，逐渐将重心从健肢横向转移到假肢，再从假肢转移到健肢，反复训练直至患者能双手完全脱离平行杠进行假肢负重、单腿平衡等活动
                          ↓
                    步行训练：先在平行杠内进行假肢和健肢迈步训练、步行训练，再练习转换方向，逐渐转移到平行杠外练习

效果评价 ──→  3 个月后，吴女士可依靠假肢独立进行站立、走路等简单活动
```

图 6-25-20　操作流程

二、操作注意事项

（1）使用初期要辅助患者进行假肢的穿戴，引导患者学会使用假肢。

（2）训练初期，应依靠平行杠来完成站立和步行，不可急于求成。

（3）训练过程中，应不断与患者进行交流，及时了解问题，并不断鼓励患者进行训练。

（4）使用初期，穿戴时间不可过长，以免引起患者不适或抵触。

【实践思考】

（1）面对患者训练过程中的抵触情绪，你应当如何处理？

（2）面对患者在训练中想快速恢复行动能力，你应该如何劝导？

（3）如果患者穿戴假肢后感到疼痛，你应该如何进行检查与调整？

【技能工单】

技能名称	假肢的选择与应用	学时		培训对象	
学生姓名		联系电话		操作成绩	
操作设备		操作时间		操作地点	
技能目的	1. 掌握假肢的种类及特点。 2. 掌握各种假肢的适应证。 3. 能正确使用各种假肢。 4. 能正确指导他人使用假肢。 5. 具备心理疏导能力，加强与患者的沟通交流。				
技能实施	假肢处方				
	示范实践				
	学习体会				
教师评价					

【活页笔记】

技能名称	假肢的选择与应用	姓名		学号	
实践要求	结合技能实施流程，开展实践练习。3人进行假肢适配的模拟操作，1人扮演患者，1人扮演患者家属，1人进行模拟操作。完成后再交换角色实践练习。				
实践心得体会					
反思与改进					
教师评价					

模块 7：家务辅助器具

【模块描述】

老年人由于身体机能下降，家务能力逐渐降低，这容易导致老年人对生活失去信心，同时也给照护者带来一定困难。家务辅助器具可以辅助老年人提高生活质量，增强老年人的生活积极性，提升其热爱生活的信心，对老年人的身心健康起到积极的促进作用。

本模块主要介绍家务辅助器具中的饮食辅助器具，包括专用餐具、防洒碗、高低碗和防滑分餐盘。

【学习目标】

掌握

（1）专用餐具的适配和使用方法。

（2）防洒碗、高低碗、防滑分餐盘的适配和使用方法。

熟悉

（1）专用餐具的类型和性能。

（2）防洒碗、高低碗、防滑分餐盘的类型和性能。

了解

其他家务辅助器具的类型、性能和适用对象。

技能 26
专用餐具的选择与应用（FJ-26）

【技能目标】

知识目标

（1）掌握专用餐具的特点。

（2）熟悉专用餐具的适配和使用。

（3）了解专用餐具的种类。

能力目标

（1）能根据老年人的实际情况选择合适的专用餐具。

（2）掌握各种专用餐具的使用方法，并对老年人进行指导。

素质目标

（1）通过根据老年人情况进行专用餐具的适配，培养学生分析问题、解决问题的能力。

（2）通过对老年人进行使用方法指导，培养学生关爱老年人、尊重老年人的品质。

【相关知识】

一、认识专用餐具

专用餐具可以补偿失能老年人功能障碍，减轻护理者的压力，提高老年人独立自主生活的能力和自我成就感，对老年人的生理健康和心理健康均产生积极影响。

专用餐具包含刀、叉、勺、筷、杯等。

1. 手指卫兵和分切针

手指卫兵（图 7-26-1）是不锈钢材质的指套，可以套在中指、食指、无名指上，用于切菜时保护手指。分切针（图 7-26-2）用于固定食物，帮助均匀切割，防止切割时手指受伤。

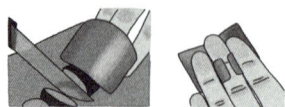

图 7-26-1　手指卫兵　　　图 7-26-2　分切针

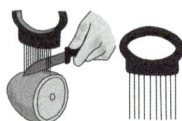

2. 特殊手柄刀具

特殊手柄刀具（图7-26-3）有粗大的橡胶把手，把手加宽、加长，且向上弯曲90°，这种特殊设计利于垂直用力，使用者可借助腕部或上肢的力来完成作业。

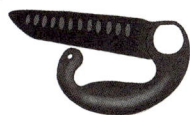

图 7-26-3　特殊手柄刀具

3. 长把铲勺

长把铲勺（图7-26-3）是在普通铲勺的基础上加长把手，方便手持把握。

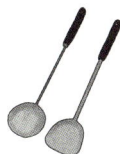

图 7-26-4　长把铲勺

4. 助食筷

助食筷（图7-26-5）是在普通筷子的基础上增加一个弹力夹，手握住筷子后，弹力夹可以自动伸展开。

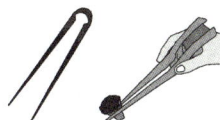

图 7-26-5　助食筷

5. 左右手勺、叉

左右手勺、叉（图7-26-6）的勺、叉头部可向左或向右弯曲，把手粗大、空心，用于补偿手指或手腕屈曲功能。

6. 握力勺

握力勺（图7-26-7）的把手加粗、加大，把手上有一个半圆形的套手圈，使用者将其套在手掌上再握住把手，左右手均可使用。

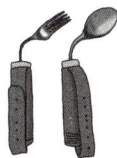

图 7-26-6　左右手勺、叉

7. 变形勺

变形勺（图7-26-8）的把手属于形状记忆聚合物，加热后可以向左或向右弯曲变形，冷却后固定成形。

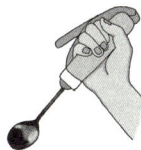

图 7-26-7　握力勺

8. 与饮水相关的辅助器具

与饮水相关的辅助器具主要有硅胶护理杯、吸管杯、长把杯、自立饮水壶、方便抓握杯、轮椅专用杯子固定器等。

（1）硅胶护理杯（图7-26-9）：采用硅胶制成，具有柔软抗摔、挤压喂食等特点。

（2）吸管杯和长把杯（图7-26-10）：吸管杯用于饮用液体，长把杯用于吃流食。

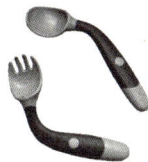

图 7-26-8　变形勺

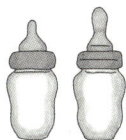

图 7-26-9　硅胶护理杯

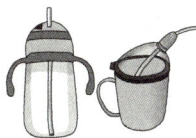

图 7-26-10　吸管杯和长把杯

（3）自立饮水壶（图 7-26-11）：壶嘴细长，方便送入老年人口中。

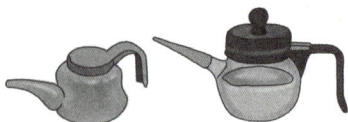

图 7-26-11　自立饮水壶

（4）方便抓握杯（图 7-26-12）：杯子把手加长、曲度加大，便于单手握持或双手稳定。

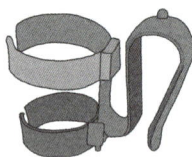

图 7-26-12　方便抓握杯

（5）轮椅专用杯子固定器（图 7-26-13）：可固定在轮椅扶手或其他地方，用于支撑固定水杯。

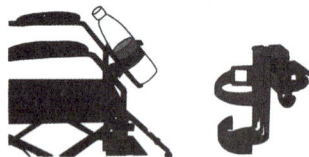

图 7-26-13　轮椅专用杯子固定器

二、专用餐具的适配

专用餐具的适配需要根据老年人的实际情况进行，如表 7-26-1 所示。

表 7-26-1　专用餐具的适配

序号	名称	材料	特点	适用对象	备注
1	手指卫兵和分切针	不锈钢	手指卫兵可以套在中指、食指、无名指上，用于切菜时保护手指；分切针用于固定食物，帮助均匀切割，防止切割时手指受伤	适合手动作迟缓的老年人使用	
2	特殊手柄刀具	塑胶	有粗大的把手，把手加宽、加长，使用者可借助腕部或上肢的力来完成作业	适合手部力不足、手功能障碍的老年人使用	
3	长把铲勺	塑胶	增加把手长度，方便手持把握，防止使用者被热气、油渍烫伤	适合老年人使用	
4	助食筷	不锈钢、木材、树脂等	可以自动张开	适合偏瘫、手精细动作困难的老年人使用	
5	左右手勺、叉	不锈钢、树脂	勺、叉把手粗，头部可左右弯折	适合偏瘫、手精细动作困难的老年人使用	
6	握力勺	不锈钢、树脂	把手粗，套手圈可固定在手上	适合偏瘫、手功能障碍、手形态异常的老年人使用	

序号	名称	材料	特点	适用对象	备注
7	变形勺	不锈钢、树脂	把手粗，头部可左右弯折	适合偏瘫、手精细动作困难的老年人使用	
8	硅胶护理杯	硅胶	可有效防止进食中噎呛等	适合偏瘫或长期卧床的人使用	
9	吸管杯和长把杯	硅胶、树脂等	自由弯曲的吸管或长把便于拿取	适合单手功能障碍、偏瘫或长期卧床的老年人使用	
10	自立饮水壶	硅胶、树脂等	壶嘴细长，方便送入老年人口中，不易洒漏	适合偏瘫或长期卧床的老年人使用	
11	方便抓握杯	硅胶、树脂等	杯子把手加长、曲度加大，或两侧没有把手，便于单手握持或双手稳定	适合单手功能障碍、偏瘫或长期卧床的老年人使用	
12	轮椅专用杯子固定器	不锈钢、塑钢等	可将水杯固定在轮椅上	适合长期使用轮椅的老年人使用	

【技能导入】

王奶奶，69岁，患有类风湿性关节炎，双手腕活动受限，右手变形，无法完成精细动作，生活需要他人帮助。不过，王奶奶性格开朗、积极向上、认真对待生活，喜欢自己做一些简单餐食。请为王奶奶适配专用餐具，并教会她使用。

【技能分析】

一、主要健康问题

王奶奶患有类风湿性关节炎，双手腕活动受限，右手变形，无法完成精细动作。

二、制订方案

根据王奶奶的情况，为其适配专用餐具。

三、训练目标

经过训练治疗，王奶奶可以自己做一些简单餐食。

【技能实施】

一、操作流程

根据老年人的实际情况，选择不同类型的专用餐具，完成表7-26-2的训练。

表 7-26-2 专用餐具的使用训练

序号	名称	具体做法	完成情况	备注
1	手指卫兵和分切针	套在中指、食指、无名指上，调节指环松紧，避免滑落		
2	特殊手柄刀具	使用时垂直用力		
3	长把铲勺	使用时避免掉落		
4	助食筷	用助食筷夹取食物		
5	左右手勺、叉	用左右手勺、叉取食物		
6	握力勺	将套手圈固定在手上，用握力勺取食物		
7	变形勺	用变形勺取食物		
8	硅胶护理杯	模拟用硅胶护理杯喂食老年人		
9	吸管杯和长把杯	模拟用吸管杯和长把杯喂食老年人		
10	自立饮水壶	模拟用自立饮水壶喂食老年人		
11	方便抓握杯	用方便抓握杯喂食模拟老年人		
12	轮椅专用杯子固定器	将轮椅专用杯子固定器固定在轮椅扶手或其他位置，再将水杯置于固定器内		

二、操作注意事项

（1）操作前应充分了解老年人的基本情况、喜好等。

（2）使用初期应缓慢操作，避免烫伤、戳伤等。

（3）注意与老年人的沟通交流方式。

【实践思考】

（1）面对部分不愿意接受别人帮助、喂食的老年人，你应当如何处理？

（2）面对不正确使用专用餐具的老年人，如何进行沟通？

【技能工单】

技能名称	专用餐具的选择与应用	学时		培训对象	
学生姓名		联系电话		操作成绩	
操作设备		操作时间		操作地点	
技能目的	1. 掌握专用餐具的种类及特点。 2. 能正确指导他人使用专用餐具。 3. 具备尊重他人、关爱他人、细心、耐心的品质。				
技能实施	适配专用餐具				
	示范实践				
	学习体会				
教师评价					

【活页笔记】

技能名称	专用餐具的选择与应用	姓名		学号	
实践要求	结合技能实施流程，开展实践练习。3 人进行专用餐具适配的模拟操作，1 人扮演老年人，1 人扮演老年人家属，1 人进行模拟操作。完成后再交换角色实践练习。				
实践心得体会					
反思与改进					
教师评价					

技能 27
防洒碗、高低碗和防滑分餐盘的选择与应用
（FJ-27）

【技能目标】

知识目标

（1）掌握防洒碗、高低碗、防滑分餐盘的特点。

（2）熟悉防洒碗、高低碗、防滑分餐盘的适配和使用。

（3）了解防洒碗、高低碗、防滑分餐盘的类型。

能力目标

（1）能根据老年人的实际情况选择合适的防洒碗、高低碗、防滑分餐盘。

（2）掌握各种防洒碗、高低碗、防滑分餐盘的使用方法，并对老年人进行指导。

素质目标

（1）通过根据老年人情况进行防洒碗、高低碗、防滑分餐盘的适配，培养学生分析问题、解决问题的能力。

（2）通过对老年人进行使用方法指导，培养学生关爱老年人、尊重老年人的品质。

【相关知识】

防洒碗、高低碗、防滑分餐盘可以补偿失能老年人功能障碍，减轻护理者的压力，提高老年人独立自主生活的能力和自我成就感，对老年人的生理健康和心理健康均产生积极影响。

1. 防洒碗

防洒碗（图 7-27-1）通常采用树脂等材料制成，不怕烫，不怕摔。防洒碗底部带吸盘，可固定在桌面上，同时碗边缘可以增加防洒圈，防止食物外溢。

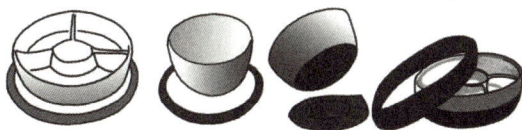

图 7-27-1　防洒碗

2. 高低碗

高低碗(图7-27-2)通常采用环保塑料制成,将碗的一侧边缘加高,形成高、低两种边缘,防止盛饭时碗内的勺子掉落。碗底通常设有防滑吸盘,防止单手用力使碗滑动。

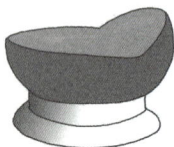

图 7-27-2　高低碗

3. 防滑分餐盘

防滑分餐盘（图7-27-3）带挡边和吸盘,餐盘中间设有隔断,可将各种食物放置在不同的格子内,防止饭菜向外洒落,盘底可增加吸附底座。

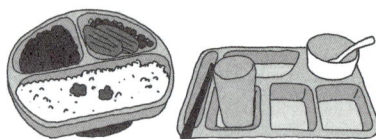

图 7-27-3　防滑分餐盘

【技能导入】

张奶奶,72岁,以前做家务很利索,但近几年高血压、糖尿病严重,视力和听力减退,行走不灵活,双手动作缓慢,指尖有轻微麻痛感。请为张奶奶适配防洒碗、高低碗、防滑分餐盘以辅助其日常做饭、进食等,并教会她使用。

【技能分析】

一、主要健康问题

张奶奶患有严重的高血压、糖尿病,视力和听力减退,行走不灵活,双手动作缓慢,指尖有轻微麻痛感。

二、制订方案

根据张奶奶的情况,为其适配防洒碗、高低碗、防滑分餐盘。

三、训练目标

经过训练治疗,张奶奶可以完成日常做饭、进食等活动。

【技能实施】

一、操作流程

1. 防洒碗、高低碗、防滑分餐盘的适配

根据老年人的实际情况，选择合适的防洒碗、高低碗、防滑分餐盘，如表7-27-1所示。

表7-27-1　防洒碗、高低碗、防滑分餐盘的适配

序号	名称	材料	特点	适用对象	备注
1	防洒碗	树脂、不锈钢等	底部带吸盘，边缘可增加防洒圈，防烫，防摔，防止饭菜溢出	适合偏瘫、手精细动作困难的老年人使用，也适用于家庭康复训练	
2	高低碗	树脂	底部带吸盘，一侧边缘加高，防翻，防摔，防止饭菜溢出	适合偏瘫、单手功能障碍、手精细动作困难的老年人使用	
3	防滑分餐盘	不锈钢、树脂等	饭菜分隔防翻防摔，防止饭菜溢出	适合偏瘫、单手功能障碍、手精细动作困难、住在养老机构的老年人使用	

2. 防洒碗、高低碗、防滑分餐盘的使用

防洒碗、高低碗、防滑分餐盘的使用训练如表7-27-2所示。

表7-27-2　防洒碗、高低碗、防滑分餐盘的使用训练

序号	名称	具体做法	完成情况	备注
1	防洒碗	利用碗底吸盘将防洒碗固定于桌面，压实防洒圈，碗内饭菜不宜过多		
2	高低碗	利用碗底吸盘将高低碗固定于桌面，碗低侧位于使用者健侧，碗内饭菜不宜过多		
3	防滑分餐盘	可在桌面铺设防滑垫，将防滑分餐盘放置于防滑垫上		

二、操作注意事项

（1）操作前应充分了解老年人的基本情况、喜好等。

（2）使用初期应缓慢操作，避免碗盘滑落、烫伤、戳伤等。

（3）注意与老年人的沟通交流方式。

【实践思考】

（1）面对动作比较迟缓的老年人，你应当如何处理？

（2）面对捡拾桌上遗漏食物的老年人，如何进行引导沟通？

【技能工单】

技能名称	防洒碗、高低碗和防滑分餐盘的选择与应用	学时		培训对象	
学生姓名		联系电话		操作成绩	
操作设备		操作时间		操作地点	
技能目的	1. 掌握防洒碗、高低碗和防滑分餐盘的种类及特点。 2. 能正确指导他人使用防洒碗、高低碗和防滑分餐盘。 3. 具备分析问题、解决问题的能力,以及尊重他人、关爱他人、细心、耐心的品质。				
技能实施	适配防洒碗、高低碗和防滑分餐盘				
	示范实践				
	学习体会				
教师评价					

【活页笔记】

技能名称	防洒碗、高低碗和防滑分餐盘的选择与应用	姓名		学号	
实践要求	结合技能实施流程，开展实践练习。3 人进行防洒碗、高低碗和防滑分餐盘适配的模拟操作，1 人扮演老年人，1 人扮演老年人家属，1 人进行模拟操作。完成后再交换角色实践练习。				
实践心得体会					
反思与改进					
教师评价					